肌骨超声
扫查技术

掌中宝

朱家安 ◎ 主 审

李 嘉 史进军 杨 斌 叶新华 吴意赟 ◎ 主 编

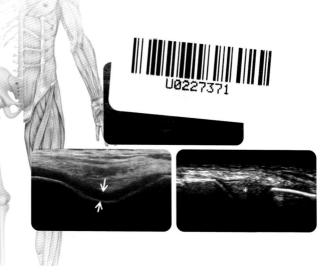

科学技术文献出版社
SCIENTIFIC AND TECHNICAL DOCUMENTATION PRESS
·北京·

图书在版编目（CIP）数据

肌骨超声扫查技术掌中宝 / 李嘉等主编. —北京：科学技术文献出版社，2023.7

ISBN 978-7-5235-0485-7

Ⅰ.①肌…　Ⅱ.①李…　Ⅲ.①肌肉骨骼系统—超声波诊断　Ⅳ.① R680.4

中国国家版本馆 CIP 数据核字（2023）第 128455 号

肌骨超声扫查技术掌中宝

| 策划编辑：张 蓉 | 责任编辑：张 蓉 | 责任校对：张 微 | 责任出版：张志平 |

出 版 者	科学技术文献出版社
地　　址	北京市复兴路15号　邮编 100038
编 务 部	（010）58882938，58882087（传真）
发 行 部	（010）58882868，58882870（传真）
邮 购 部	（010）58882873
官 方 网 址	www.stdp.com.cn
发 行 者	科学技术文献出版社发行　全国各地新华书店经销
印 刷 者	北京地大彩印有限公司
版　　次	2023 年 7 月第 1 版　2023 年 7 月第 1 次印刷
开　　本	889×1194　1/32
字　　数	87千
印　　张	3.375
书　　号	ISBN 978-7-5235-0485-7
定　　价	45.00元

版权所有　违法必究

购买本社图书，凡字迹不清、缺页、倒页、脱页者，本社发行部负责调换

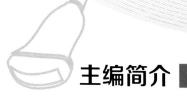

主编简介

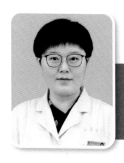

李　嘉

医学博士，主任医师，博士研究生导师，东南大学附属中大医院超声医学科主任，东南大学医学院医学影像学系副主任、超声诊断教研室主任。

【社会任职】

现任中国医师协会超声医师分会委员、肌骨超声专业委员会常务委员，中国医院协会医学影像中心分会委员、副秘书长，中国医师协会介入医师分会超声介入专业委员会副主任委员，中国女医师协会第一届超声专业委员会常务委员，江苏省医学会超声医学分会副主任委员、肌骨学组名誉组长，江苏省医师协会超声医师分会委员、盆底学组负责人；担任《中国肿瘤外科杂志》编委。

【专业特长】

超声诊疗范围涉及妇产、浅表、血管、肌骨、消化、泌尿、盆底、介入等亚专业，擅长妇产科疾病、甲状腺疾病的超声诊断，尤其是在早、中孕期产前超声诊断，复杂双胎超声诊断和女性盆底超声诊断方面具有较高的造诣。

【工作经历】

从事超声专业27年，1996年8月至今于东南大学附属中大医院超声医学科工作，历任住院医师、主治医师、副主任医师、主任医师；2013年至2014年作为访问学者在美国Philadelphia Thomas Jefferson大学超声中心参加培训学习。

【学术成果】

发表国内外学术论文20余篇；主持和参与省部级以上科研课题6项；获2013年江苏省卫生健康委员会医学新技术引进奖二等奖，2020年江苏省研究生教育改革成果一等奖，2021年首届东南大学教师教学创新大赛三等奖。

主编简介

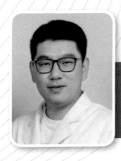

史进军

医学博士，副主任医师，硕士研究生导师，东南大学附属中大医院超声医学科主任助理、肌骨专业组组长。

【社会任职】

现任第十四届全运会江苏代表队医疗保障专家，中国医师协会介入医师分会超声介入专业委员会甲状腺学组委员，中国超声医学工程学会肌骨、腹部专业委员会青年委员，中国康复医学会疼痛康复专业委员会超声介入学组常务委员、康复治疗专业委员会超声技术学组常务委员，江苏省医学会超声医学分会青年委员会副主任委员、肌骨学组秘书，江苏省医师协会超声医师分会肌骨神经学组副组长，江苏省超声医学工程学会青年委员会副主任委员，南京市医学会超声医学分会青年委员会副主任委员、浅表学组副组长。

【专业特长】

擅长运动损伤和炎性关节病的超声评估及慢性疼痛的超声可视化治疗，全身各器官的介入性超声诊疗。

【工作经历】

2005年7月至2013年7月于江苏省省级机关医院（南京医科大学附属老年医院）超声科工作，历任住院医师、主治医师；2013年8月至今于东南大学附属中大医院超声医学科工作，历任主治医师、副主任医师。

【学术成果】

主持省市级课题3项，主要参与国家及省市级课题8项；发表论文10余篇，其中以第一作者或通信作者发表SCI收录论文3篇；作为副主编出版专著《超声新技术临床应用》。

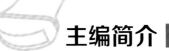

主编简介

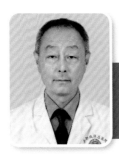

杨 斌

　　医学博士，博士后，主任医师，教授，博士研究生导师，博士后联系导师，中国人民解放军东部战区总医院超声诊断科主任。

【社会任职】

　　现任中国超声医学工程学会常务委员，中国研究型医院学会肿瘤介入学专业委员会常务委员，中国人民解放军医学专业委员会超声医学分会常务委员，江苏省超声医学工程学会副理事长，江苏省超声技术质量控制中心副主任；曾任江苏省医师协会超声医师分会会长；担任《中华超声影像学杂志》《中华超声医学杂志（电子版）》《中国医学影像学杂志》《中国医学影像技术》等11本杂志编委。

主编简介

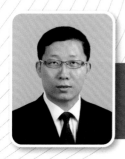

叶新华

副教授，主任医师，江苏省人民医院超声诊断科主任、党支部书记，南京医科大学医学影像学院超声医学系主任。

【社会任职】

现任中华医学会超声医学分会介入超声学组委员，中国医师协会超声医师分会委员、介入医师分会肌骨介入超声专业委员会副主任委员，中国研究型医院学会甲状腺疾病专业委员会超声学组委员，中国超声医学工程学会常务理事、肌骨超声专业委员会及介入超声专业委员会常务委员，国家肿瘤微创治疗产业技术创新战略联盟介入超声医学专业委员会常务委员，江苏省医学会超声医学分会主任委员，江苏省医师协会超声医师分会副会长，江苏省超声医学工程学会理事长，南京医学会超声医学分会副主任委员；担任《中国超声医学杂志》《安徽医学》编委，《中华医学影像学杂志》《中华医学超声杂志（电子版）》通讯编委，及《中国肿瘤外科杂志》《南京医科大学学报（自然科学版）》审稿专家。

【专业特长】

擅长腹部疾病、甲状腺疾病、乳腺疾病及疑难复杂病例的超声诊断，尤其擅长各类胸腹腔置管引流、输液港植入、中心静脉置管、浅表或脏器肿块的粗针活检、各类囊肿的硬化治疗，以及甲状腺良性结节、甲状腺微小癌、乳腺良性结节、肝脏良恶性肿瘤的超声引导下微创热消融治疗等。

【工作经历】

1991年8月至2001年9月于中国人民解放军第125医院内科工作，历任住院医师、主治医师；2001年10月至今于江苏省人民医院（南京医科大学第一附属医院）超声诊断科工作，历任主治医师、副主任医师、主任医师。

【学术成果】

发表学术论文40余篇，其中SCI收录论文5篇；作为副主编出版专著2部，参编专著5部；主持或参加科研课题5项，获江苏省卫生健康委员会医学新技术引进奖一等奖1项，二等奖2项。

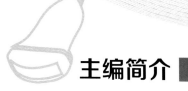

主编简介

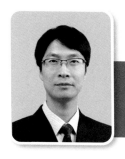

吴意赟

主任医师，硕士研究生导师，江苏省中医院（南京中医药大学附属医院）超声医学科主任。

【社会任职】

现任中国中西医结合学会超声医学专业委员会副主任委员，中国超声医学工程学会肌骨专业委员会委员，江苏省医学会超声医学分会常务委员兼工作秘书及肌骨学组组长，江苏省中西医结合学会常务委员会副主任委员，江苏省医师协会超声医师分会委员，江苏省超声医学工程学会常务理事兼浅表专业委员会副主任委员，江苏省超声技术质量控制中心成员；担任《影像科学与光化学》杂志编委，《东南大学学报（医学版）》《现代医学》杂志通讯编委。

【专业特长】

从事超声专业20余年，主要方向为浅表及肌骨超声的诊断和治疗，擅长乳腺超声造影、乳腺前哨淋巴结超声造影及肌骨超声引导下的介入治疗等。

【工作经历】

2001年8月至今于江苏省中医院超声医学科工作，历任住院医师、主治医师、副主任医师、主任医师。

【学术成果】

发表论文30余篇；作为副主编出版专著2部；入选江苏省"六大人才高峰"高层次人才选拔培养名单，江苏省第5期、第6期"333高层次人才培养工程"第三层次培养对象名单。

编委会名单

主　审

朱家安

主　编

李　嘉　史进军　杨　斌　叶新华　吴意赟

副主编

蔡丽萍　钱晓芹　彭晓静　许华宁　尚梦园
张丽娟

编　委
（按照姓氏笔画排序）

王　玲　王萍萍　王颖彦　叶新华　史进军
许华宁　李　嘉　杨　斌　吴意赟　沈会明
张丽娟　尚梦园　钱晓芹　高　启　彭晓静
韩佳豪　蔡丽萍

序　言

随着我国民众对运动重视程度愈加增高，人体肌肉骨骼损伤发生率也表现出了逐年增加的势态。肌骨超声是我国近几年逐步发展起来的新技术，其在肌肉和骨骼相关疾病诊治中的重要作用已被临床广泛接受和认可，已成为肌肉骨骼系统与 X 线、CT 和 MRI 并列的主要临床影像诊断技术之一。除了具有无创、无辐射、无禁忌证、廉价等诸多优势之外，肌骨超声还具有能够对肌肉、肌腱的运动进行实时动态观察的独特优势，具有很强的实用性。

由于肌骨超声医学具有很强的专业性，超声检查医师也亟需一本介绍肌骨超声的口袋书，以便于查询使用。该书通过系统、全面的文字介绍讲述了四肢各主要关节及周围神经的局部解剖及超声检查方法，可使读者对肌骨超声的临床应用有较为全面的认识；另外还配有大量高质量的局部解剖学图片、探头位置示意图、局部解剖示意图和正常声像图，便于读者理解对应文字内容；同步的扫查讲解视频能够使读者身临其境地学习解剖及扫查技巧，有助于读者快速理解肌肉骨骼系统结构声像特征，掌握肌肉骨骼超声检查技术。

该书简明扼要、条理分明、图文并茂，在编

写过程中，各位编者将自己长期积累的超声检查经验和诊疗心得毫无保留地进行分享，力求各种超声图像描述专业、客观，用词确切、语句精练、操作规范。鉴于该书的系统性、全面性、基础性和实用性，该书可作为超声科或疼痛科、康复科、风湿科等临床医师提高其肌骨超声临床检查水平的必备图书。另外，对于不熟悉四肢肌骨或周围神经解剖的拟从事肌骨超声检查工作的医师来说，也不失为一本启蒙好书。

前　言

　　肌骨超声是应用高频探头来诊断骨骼肌肉系统疾病的检查方法，不仅可以清晰显示肌肉、肌腱、韧带、关节腔、滑膜、周围神经等各部分结构及其走行关系，确定病变的范围、类型和程度，还能评价肌腱和韧带的功能状态等。凭借着其无创、价廉、无射线损害、短期内可重复性检查、软组织分辨率高及实时成像等优势，进而在临床中被广泛应用。

　　然而由于肌骨超声相关解剖多且琐碎、结构复杂，需要大量的临床理论知识支撑，许多超声医师在临床检查与诊断中往往寸步难行。为了手把手指导读者快速提升肌骨超声的临床技巧，江苏省内扎根一线的肌骨超声专家们根据扎实的理论和丰富的临床实践，以及总结了多年的工作、科研和教学经验编写本书，因此，本书是一本不可多得的提升肌骨超声临床技术的必读好书。

　　全书共七章：分别为上肢的肩关节、肘关节、腕关节及手和下肢的髋关节、膝关节、踝关节及周围神经的解剖及检查方法。超声检查方法中详细讲述了检查时患者的体位、探头的选择、各个组织结构的正常声像图特征。

　　本书制作精美、言简意赅、条理分明，不仅配有清晰的超声图、解剖图和探头示意图，每一小节还配有扫查技巧讲解视频，读者用手机扫二维码后即可观看视频，极大地方便了读者的学习，并可多次身临其境地学习解剖及扫查技巧，使读者能更好地理解超声扫查过程的全貌，快速提升肌骨超声的临床应用能力和水平，为超声科及临床各科室医师学习肌骨超声抛砖引玉、筑基提升、参考借鉴。

　　最后，非常感谢各位编者及科学技术文献出版社在本书编写过程中踏实工作，为本书的顺利出版做出了积极的努力。由于本书为掌中宝形式，所以不能囊括所有的细微解剖结构，且难免有不足之处，敬请读者指正，以利于再版时不断完善。

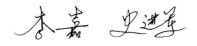

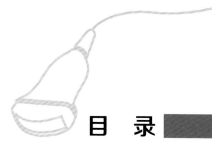

目　录

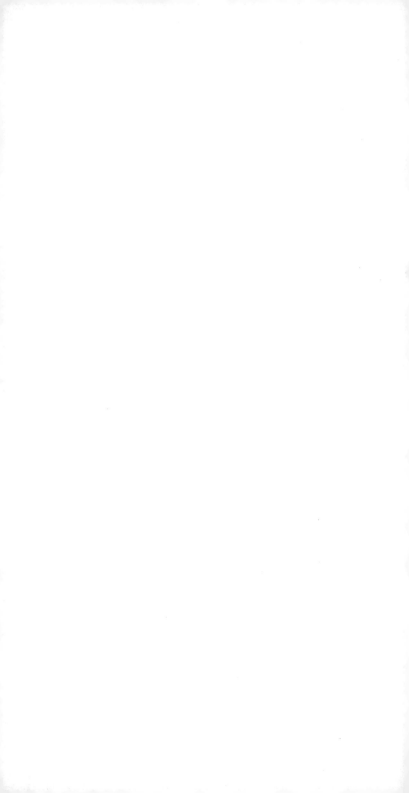

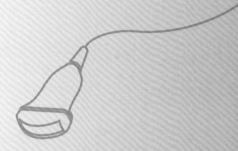

第一章
肩关节的超声检查

>>>>>>>>>>>>>>>>>>>>>>>>>>>>

码上看视频
>>>>>>>>>>>>>>>>>>>

一、肩关节解剖

肩关节是由肩胛骨的关节盂和肱骨头构成，又称盂肱关节，属球窝关节；广义的肩关节包含盂肱关节、肩锁关节、胸锁关节等6个关节。

关节的骨性突起应是解剖的重点所在，骨性突起多是肌腱、韧带附着点或者是肌肉的分界，并且这些骨性结构在体表可以扪及，因此掌握骨性突起对于超声扫查帮助很大。肩关节的骨性突起有肱骨大结节、小结节和肩峰、喙突，以及后侧的肩胛冈、肩胛骨外侧缘和肩胛下角（图1-1）。

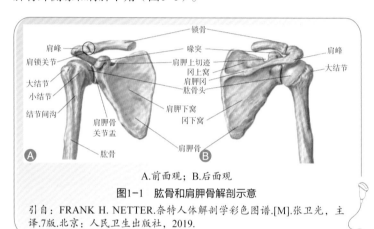

A.前面观；B.后面观

图1-1　肱骨和肩胛骨解剖示意

引自：FRANK H. NETTER.奈特人体解剖学彩色图谱.[M].张卫光，主译.7版.北京：人民卫生出版社，2019.

肩关节周围具体肌肉见图1-2、图1-3和表1-1。

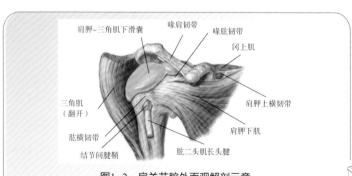

图1-2　肩关节腔外面观解剖示意

引自：FRANK H. NETTER.奈特人体解剖学彩色图谱.[M].张卫光，主译.7版.北京：人民卫生出版社，2019.

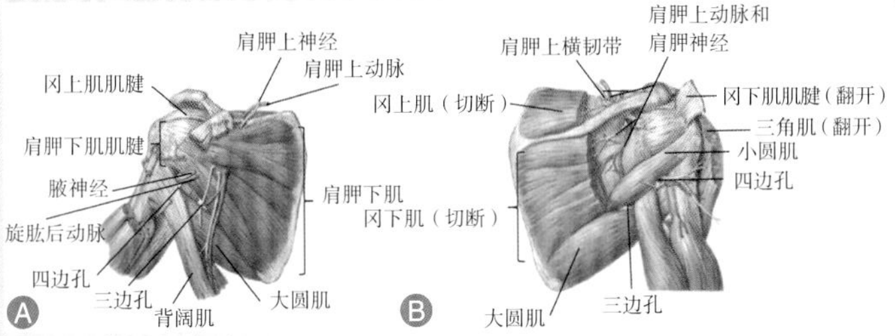

A.前面观；B.后面观

图1-3　肩关节周围结构解剖示意

引自：FRANK H. NETTER.奈特人体解剖学彩色图谱.[M].张卫光，主译.7版.北京：人民卫生出版社，2019.

表1-1　肩关节周围肌肉

		起点	止点	功能	支配神经
三角肌		锁骨外1/3，肩峰及肩胛冈	肱骨的三角肌粗隆	前部：上臂屈曲、内旋 中部：上臂外展 后部：上臂后伸、外旋	腋神经
肩袖	肩胛下肌	肩胛下窝	肱骨小结节	肩关节内旋、内收	肩胛下神经
	冈上肌	肩胛骨冈上窝	肱骨大结节上部	肩关节外展	肩胛上神经
	冈下肌	肩胛骨冈下窝	肱骨大结节中部	肩关节外旋、内收	肩胛上神经
	小圆肌	肩胛骨外侧缘上部	肱骨大结节下部	肩关节外旋、内收	腋神经
大圆肌		肩胛骨下角背面	肱骨小结节嵴	肩关节内旋、内收	肩胛下神经
肱二头肌		长头：肩胛骨盂上结节 短头：肩胛骨喙突	桡骨粗隆	肘关节屈曲、前臂旋后	肌皮神经

　　主要滑囊：三角肌下滑囊、肩峰下滑囊、喙突下滑囊、肩胛下肌肌腱下滑囊等，三角肌下滑囊和肩峰下滑囊常相交通，可以称为肩峰下-三角肌滑囊。

　　主要韧带：肩锁韧带、喙肩韧带、喙肱韧带、喙锁韧带及盂肱韧带等，肩锁韧带和盂肱韧带由关节囊增厚所形成。

二、仪器选择

采用高分辨率线阵探头。应根据患者的体形和检查目标的深浅等因素调整探头的频率，一般选择6～15 MHz。检查肩锁韧带时可以选择较高频率，如15 MHz；后盂唇较深，检查时需要降低频率，可以选择6～9 MHz。

三、检查体位

肩关节超声检查比较特殊。为了使目标结构和病变显示清晰，常需要患者做出一些动作进行配合。①患者屈曲肘部，掌心向上，上臂贴于胸壁，肩关节稍外旋。在这个动作下，主要观察结构为肱二头肌长头腱、肱横韧带、胸大肌肌腱等。②在第一个动作的基础上，尽量外旋肩关节。此时主要观察肩胛下肌肌腱及喙突下滑囊，同时可以实时动态观察肌腱和滑囊是否与喙突发生撞击。③患者内旋外展肩关节，屈曲肘部，手掌置于髂嵴。主要观察冈上肌肌腱及肩峰下－三角肌下滑囊，实时动态超声观察有无肩峰撞击综合征发生。④内旋前屈肩关节，屈曲肘部，手掌搭于对侧肩部。此时主要观察冈下肌肌腱、小圆肌肌腱和肩关节后盂唇，实时动态观察后盂唇和肱骨有无撞击。

四、肩关节的扫查方法和正常声像图

检查前，受检者面向医师，充分暴露肩关节。医师详细询问病情，并进行简单的体格检查。按照一定顺序依次扫查。

1.肱二头肌长头腱短轴和长轴检查：患者采取第一个姿势，探头横置于肱骨大小结节表面，可显示位于肱骨结节间沟的长头腱短轴呈椭圆形高回声，外侧的肱骨大结节和内侧的小结节呈弧形强回声，位于长头腱表面连接肱骨大小结节的带状高回声为肱横韧带。侧动探头，长头腱的回声有强弱变化。由近至远滑动探头，全面扫查长头腱，近端扫查至肩袖间隙，可以观察到肌腱周边的韧带和关节囊有增厚；远端应扫查至肌腱肌腹移行处。在扫查过程中，可以观察到长头腱腱鞘有少量积液，生理性积液深度<2 mm。接近肌腱肌腹移行处，可以观察到横行的带状高回声由内向外跨过肱二头肌止于肱骨，为胸大肌肌腱（图1-4）。然后旋转探头90°，观察肱二头肌长头腱长轴呈条索状高回声，在扫查至肌腱近端时，由于各向异性伪像，肌腱显示为低回声，易误诊为肌腱病（图1-5）。

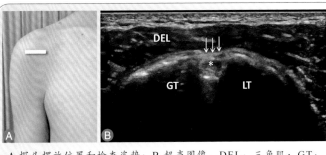

A.探头摆放位置和检查姿势；B.超声图像。DEL：三角肌；GT：肱骨大结节；LT：肱骨小结节；*肱二头肌长头腱；箭头：肱横韧带

图1-4 肱二头肌长头腱短轴

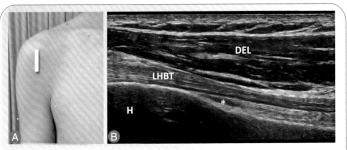

A.探头摆放位置和检查姿势；B.超声图像。DEL：三角肌；H：肱骨；LHBT：肱二头肌长头腱；*肱二头肌长头腱鞘最低点，内有少量积液

图1-5 肱二头肌长头腱长轴

2.肩胛下肌肌腱长轴和短轴检查：患者采取第二个姿势，探头横置于肱骨小结节和喙突，可显示肩胛下肌部分肌腱自喙突下穿出，呈"鸟嘴样"附着于肱骨小结节。肌腱表面高回声结构为三角肌下滑囊。活动肩关节实时观察，可以观察这两个结构与喙突有无撞击。喙突外侧三角形高回声区域内包括喙肱韧带的一端和脂肪垫。上下滑动探头扫查，在喙突上方、肌腱消失处可以观察到盂肱关节的隐窝（图1-6）。旋转探头90°，观察肩胛下肌肌腱的短轴，在肌腱肌腹移行处，肩胛下肌呈高低相间的回声，高回声为腱性纤维，低回声为肌纤维，切勿误诊为肌腱病（图1-7）。

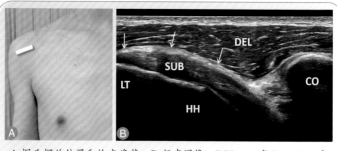

A.探头摆放位置和检查姿势；B.超声图像。DEL：三角肌；CO：喙突；HH：肱骨头；LT：肱骨小结节；SUB：肩胛下肌肌腱；箭头：三角肌下滑囊

图1-6　肩胛下肌肌腱长轴

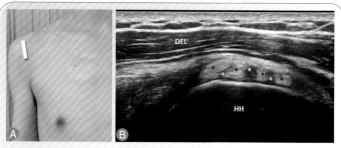

A.探头摆放位置和检查姿势；B.超声图像。DEL：三角肌；HH：肱骨头；黑色*肩胛下肌肌腱性纤维；白色*肩胛下肌肌纤维

图1-7　肩胛下肌肌腱短轴

3.冈上肌肌腱长轴和短轴检查：患者采取第三个姿势，探头置于肩峰和大结节，显示冈上肌肌腱长轴，肌腱自肩峰下穿行，呈"鸟嘴样"附着于大结节上部。肌腱与三角肌之间的高回声为三角肌下滑囊，表现为两层线状高回声囊和之间的少许低回声滑液。三角肌下滑囊正常厚度<1 mm。活动肩关节实时动态超声可以观察肌腱和滑囊与肩峰有无撞击。内外滑动探头全面扫查肌腱，内侧应扫查至肱二头肌长头腱出现处（图1-8）。旋转探头90°，观察冈上肌肌腱的短轴，肌腱的短轴回声稍不均匀，内侧为肱二头肌长头腱的短轴。在短轴图像上，可以测量冈上肌肌腱的宽度，为肱二头肌长头腱向外测量的距离，正常宽度约为2 cm，因人种、体形、性别会略有差异（图1-9）。

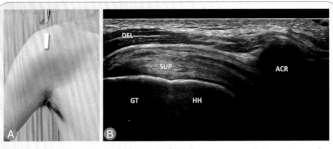

A.探头摆放位置和检查姿势；B.超声图像。DEL：三角肌；ACR：肩峰；HH：肱骨头；GT：肱骨大结节；SUP：冈上肌肌腱

图1-8　冈上肌肌腱长轴

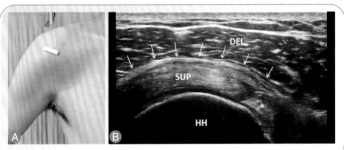

A.探头摆放位置和检查姿势；B.超声图像。DEL：三角肌；HH：肱骨头；SUP：冈上肌肌腱；箭头：三角肌下滑囊；*肱二头肌长头腱

图1-9　冈上肌肌腱短轴

4.冈下肌肌腱和小圆肌肌腱长轴检查：在行冈下肌肌腱和小圆肌肌腱扫查时，可以采取第四个姿势，也可以不采取任何姿势。只是患者采取第四个姿势，肌腱呈紧张状态，更容易显示微小病变。将探头横置于肱骨大结节中下部，另一端指向冈下窝。两个肌腱呈上下排列，冈下肌肌腱止于肱骨大结节中部，小圆肌肌腱止于肱骨大结节下部；冈上肌肌腱粗而长，小圆肌肌腱细而短（图1-10、图1-11）。

5.盂肱关节后隐窝的检查：将探头横置于冈下窝或肱骨大结节中部，向外或向内滑动探头，当同时显示高回声的肱骨头和肩胛骨关节盂时即可。在此切面可以观察到肱骨头表面低回声的关节软骨和少许关节液，以及高回声的关节囊；在关节盂侧，可以观察到后盂唇，呈三角形高回声。外旋肩关节，动态观察后盂唇和肱骨头有无撞击（图1-12）。

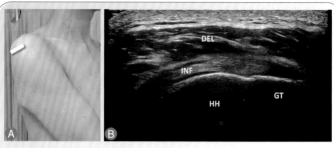

A.探头摆放位置和检查姿势；B.超声图像。DEL：三角肌；HH：肱骨头；GT：肱骨大结节；INF：冈下肌肌腱

图1-10　冈下肌肌腱长轴

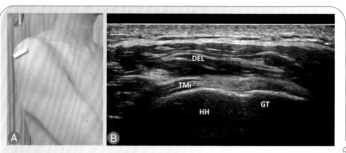

A.探头摆放位置和检查姿势；B.超声图像。DEL：三角肌；HH：肱骨头；GT：肱骨大结节；TMi：小圆肌肌腱

图1-11　小圆肌肌腱长轴

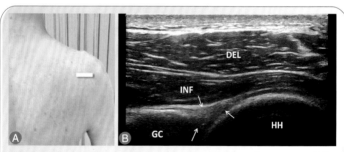

A.探头摆放位置和检查姿势；B.超声图像。DEL：三角肌；HH：肱骨头；GC：肩关节盂；INF：冈下肌肌腱；箭头：肩关节后盂唇

图1-12　肩关节后盂唇

　　6.腋下关节囊的检查：被检者尽量外展肩关节，将探头沿肱骨长轴向腋窝下滑行至肱骨头和关节盂出现处。此切面可显示

覆盖于低回声的肱骨头关节软骨表面的腋下关节囊，为条状高回声，在肱骨颈处可出现反折。腋囊较松弛，正常厚度为1~3 mm。如果长轴显示困难，也可将探头横置于腋窝，用力加压，显示肱骨头，肱骨头表面的高回声即为腋下关节囊（图1-13）。

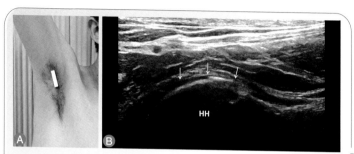

A.探头摆放位置和检查姿势；B.超声图像。HH：肱骨头；箭头：关节囊

图1-13　腋下关节囊

7.肩锁关节的检查：将探头一端置于肩峰，另一端置于锁骨，即可显示肩锁关节。肩锁关节囊表面增厚形成肩锁韧带，关节腔内的高回声为关节盘（图1-14）。

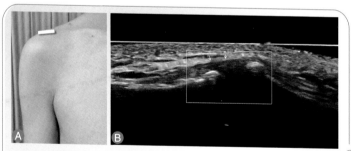

A.探头摆放位置和检查姿势；B.超声图像。方框：肩锁关节；箭头：肩锁韧带

图1-14　肩锁关节

8.喙肩韧带的检查：将探头一端置于肩峰，另一端置于喙突，可显示连接两者的条索状高回声，即喙肩韧带。喙突、喙肩韧带、肩峰、肩锁关节和锁骨远端构成喙肩弓，喙肩弓维持肩关节上方的稳定。病理状态下，活动肩关节，可见其深方结构与喙肩弓发生撞击，也被称为广义的肩峰撞击综合征（图1-15）。

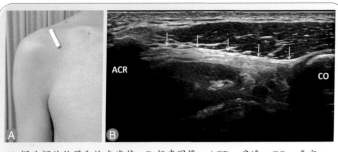

A.探头摆放位置和检查姿势；B.超声图像。ACR：肩峰；CO：喙突；
箭头：喙肩韧带

图1-15　喙肩韧带

9.冈上切迹和冈盂切迹处肩胛上神经检查：冈上切迹又称肩胛上切迹，内有肩胛上神经通过，切迹表面有横韧带，穿过切迹后肩胛上神经与同名动静脉伴行。将探头横置于冈上窝，在冈上肌和肩胛骨骨面之间可见搏动的肩胛上动脉，其旁"筛网"状高回声即为肩胛上神经（图1-16）。

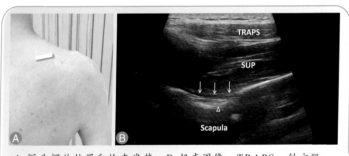

A.探头摆放位置和检查姿势；B.超声图像。TRAPS：斜方肌；
SUP：冈上肌肌腱；Scapula：肩胛骨；箭头：肩胛上横韧带；空心箭
头：肩胛上神经

图1-16　冈上切迹处肩胛上神经

　　冈盂切迹位于肩胛冈根部和关节盂之间，内有肩胛上神经通过。关节旁腱鞘、囊肿常引起神经的卡压。将探头紧贴、横置于肩胛冈下方，沿肩胛冈向外侧滑动，在关节盂内侧可显示搏动的肩胛上动脉，其旁"筛网"状高回声即为肩胛上神经（图1-17）。

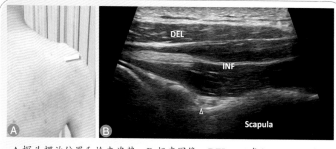

A.探头摆放位置和检查姿势；B.超声图像。DEL：三角肌；INF：冈下肌肌腱；Scapula：肩胛骨；空心箭头：肩胛上神经

图1-17　冈盂切迹处肩胛上神经

10.腋神经的检查：将探头沿肱骨长轴置于肱骨外后侧，向近端滑行，在小圆肌短轴的下方紧贴骨面可以观察到一片高回声区域，内可见搏动的旋肱后动脉，动脉旁"筛网"状高回声即为腋神经的短轴，周边为高回声的脂肪结缔组织（图1-18）。

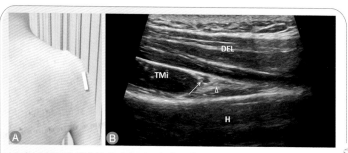

A.探头摆放位置和检查姿势；B.超声图像。DEL：三角肌；TMi：小圆肌肌腱；H：肱骨；空心箭头：腋神经；箭头：旋肱后动脉

图1-18　腋神经

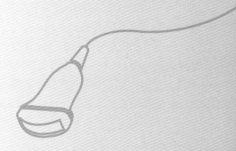

第二章
肘关节的超声检查

>>>>>>>>>>>>>>>>>>>>>>>>>>>>

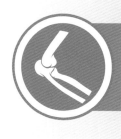

码上看视频

>>>>>>>>>>>>>>>>>>>

一、肘关节解剖

肘关节是由肱骨下端与桡骨、尺骨上端构成的复关节，包括3个关节：①肱尺关节，由肱骨滑车和尺骨滑车切迹构成。②肱桡关节，由肱骨小头和桡骨关节凹构成。③桡尺近侧关节，由桡骨环状关节面和尺骨桡切迹构成。

肘关节周围重要的可扪及的骨性凸起有肱骨内上髁、外上髁及尺骨鹰嘴（图2-1）。肱骨内上髁是屈肌总腱的附着处，这些肌肉司职前臂和手腕部屈曲；肱骨外上髁是伸肌总腱的附着处，这些肌肉司职前臂和手腕部伸展；尺骨鹰嘴是肱三头肌肌腱的止点。

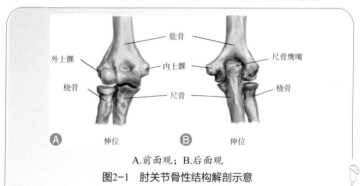

A.前面观；B.后面观

图2-1　肘关节骨性结构解剖示意

引自：FRANK H. NETTER.奈特人体解剖学彩色图谱.[M].张卫光，主译.7版.北京：人民卫生出版社，2019.

肘关节周围具体的肌肉见图2-2和表2-1。

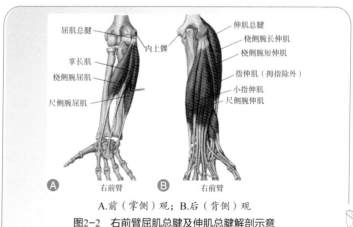

A.前（掌侧）观；B.后（背侧）观

图2-2　右前臂屈肌总腱及伸肌总腱解剖示意

引自：FRANK H. NETTER.奈特人体解剖学彩色图谱.[M].张卫光，主译.7版.北京：人民卫生出版社，2019.

表2-1　肘关节周围肌肉

		起点	止点	功能	支配神经
前侧	肱二头肌	长头：肩胛骨盂上结节 短头：肩胛骨喙突	桡骨粗隆	屈肘关节、前臂旋后	肌皮神经
	肱肌	肱骨下半前面	尺骨粗隆	屈肘关节	
后侧	肱三头肌	长头：肩胛骨盂下结节 内侧头：桡神经沟内下骨面 外侧头：桡神经沟外上骨面	尺骨鹰嘴	伸肘关节、助肩关节后伸及内收（长头）	桡神经
	肘肌	肱骨外上髁、外侧副韧带	尺骨上端背侧、肘关节囊	伸肘关节	
内侧 屈肌总腱	肱桡肌	肱骨外上髁上方	桡骨茎突	屈肘关节	桡神经
	旋前圆肌	肱骨内上髁、前臂深筋膜	桡骨中部外侧面	屈肘、前臂旋前	正中神经
	桡侧腕屈肌		第2掌骨底	屈肘、屈腕、腕外展	
	掌长肌		掌腱膜	屈腕、紧张掌腱膜	
	尺侧腕屈肌		豌豆骨	屈腕、腕内收	
外侧 伸肌总腱	桡侧腕长伸肌	肱骨外上髁	第2掌骨底背面	伸腕、腕外展	桡神经
	桡侧腕短伸肌		第3掌骨底背面		
	指伸肌		第1~5指中节、远节指骨底背面	伸肘、伸腕、伸指	
	小指伸肌		小指中节、远节指骨底背面	伸小指	
	尺侧腕伸肌		第5掌骨底背面	伸腕、腕内收	
	旋后肌	肱骨外上髁、尺骨上端	桡骨上端关节面	前臂旋后、伸肘	

肘关节的韧带有：①桡侧副韧带，位于关节囊的桡侧，由肱骨外上髁向下扩展，止于桡骨环状韧带。②尺侧副韧带，位于关节囊的尺侧，由肱骨内上髁向下呈扇形扩展，止于尺骨滑车切迹内侧缘。③桡骨环状韧带，位于桡骨环状关节面的周围，两端附

着于尺骨桡切迹的前、后缘（图2-3）。

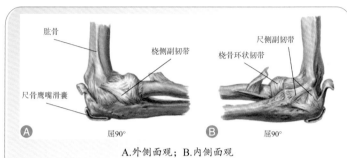

A.外侧面观；B.内侧面观

图2-3　肘关节韧带及滑囊解剖示意

引自：FRANK H. NETTER.奈特人体解剖学彩色图谱.[M].张卫光，主
译.7版.北京：人民卫生出版社，2019.

　　肘关节重要的滑囊包括：①肱二头肌桡骨滑囊，位于肱二头
肌远端肌腱止点与桡骨头之间。②尺骨鹰嘴滑囊，位于尺骨鹰嘴
和皮肤之间。

二、仪器选择

　　肘关节周围结构较表浅，行肘关节超声检查时，采用高分辨
率线阵探头。一般用6～15 MHz，如需要观察细微病变，在保证
穿透力的情况下，可以提高频率，如18 MHz。

三、检查体位

　　肘关节周围的肌腱和韧带表浅，无骨性结构覆盖，易于超声
扫查。但是为了扫查方便，需要患者做出一些动作配合。①前侧
检查时，患者前臂旋后，肘关节伸直放在检查床上，为了保持肘
关节伸直，关节后方可以垫枕。这个动作可以观察关节前方隐窝
和关节软骨、肱二头肌远端肌腱和桡骨滑囊、肱三头肌等结构。
在观察肱二头肌远端肌腱时，为了克服各向异性伪像，应尽量后
旋前臂。②内侧检查时，患者肘关节伸直或稍屈曲，前臂尽量旋
后，患者身体斜靠向检查床。这个动作主要观察屈肌总腱和内侧
副韧带。③外侧检查时，患者前臂旋内，肘关节屈曲放置于检查
床上。这个动作主要观察伸肌总腱和外侧副韧带。④后侧检查
时，患者手掌撑于检查床上，肘关节保持90°屈曲，尺骨鹰嘴指
向检查者。此动作主要观察关节后隐窝（鹰嘴窝）、肱三头肌肌
腱、肘管内尺神经及其周围情况。另外，当怀疑内、外侧副韧带

撕裂时，可以固定上臂，在外翻或内翻时观察关节间隙有无明显增宽来帮助诊断。

四、肘关节的扫查方法和正常声像图

检查前，受检者面向医师，充分暴露肘关节。医师详细询问病情，并进行简单的体格检查。按照一定顺序行超声扫查。

1.前侧肘关节腔的检查：患者采取第一个姿势，探头横置于肘窝，可显示肱骨下端呈强回声，其表面关节软骨呈低回声，覆盖于软骨的带状高回声为肘关节囊（图2-4）。转动探头90°，略向外侧平移，可以观察到肱桡关节腔、下方的桡骨小头及上方的桡窝；向内侧平移，可以观察到肱尺关节腔、下方的尺骨冠突窝及上方的冠突窝。桡窝和冠突窝构成肘关节腔的前隐窝，因屈肘时这两处容纳桡骨小头和尺骨冠突而得名。在正常情况下，前隐窝存在少量生理性积液，其深度<2 mm（图2-5、图2-6）。

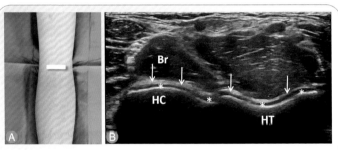

A.探头摆放位置和检查姿势；B.超声图像。Br：肱肌；HC：肱骨小头；HT：肱骨滑车；*低回声的关节软骨；箭头：肘关节囊

图2-4　右肘关节前部横切面

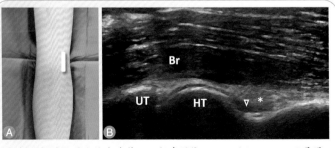

A.探头摆放位置和检查姿势；B.超声图像。Br：肱肌；UT：尺骨滑车；HT：肱骨滑车；*脂肪垫；空心箭头：冠状窝

图2-5　右肘关节前方尺侧纵切面

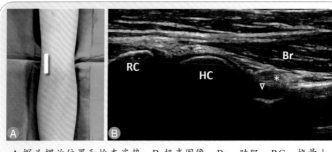

A.探头摆放位置和检查姿势；B.超声图像。Br：肱肌；RC：桡骨小头；HC：肱骨小头；*脂肪垫；空心箭头：桡窝

图2-6 右肘关节前方桡侧纵切面

2.肱二头肌远端肌腱和肱肌的检查：患者采取第一个姿势，探头横置于上臂下段，向前臂滑动，可以观察到肱二头肌肌腹逐渐移行为肌腱，其深方肱肌肌腹逐渐厚实。当肱二头肌完全移行为肌腱时，旋转探头90°，可以观察到远端肌腱向深部止于桡骨粗隆，由于声束和肌腱纤维角度过大，远端肌腱表现为条索状低回声。克服该角度伪像的方法包括：①采用声束偏转；②探头远端用力加压，近端轻抬；③过伸肘关节以紧张远端肌腱。在远端肌腱附着端附近还应观察有无桡骨滑囊炎的存在。然后向内侧平移探头，可以观察到肱肌止于尺骨粗隆（图2-7、图2-8）。

3.屈肌总腱和尺侧副韧带的检查：患者采取第二个姿势，沿前臂长轴将探头一端置于肱骨内侧髁，另一端略指向掌心方向。此时观察到屈肌总腱的长轴呈致密带状高回声，其深方紧邻骨面

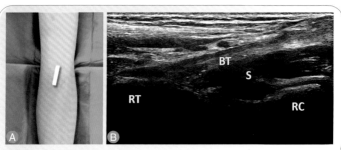

A.探头摆放位置和检查姿势；B.超声图像。BT：肱二头肌肌腱；S：旋后肌；RT：桡骨粗隆；RC：桡骨小头

图2-7 右肘肱二头肌肌腱长轴

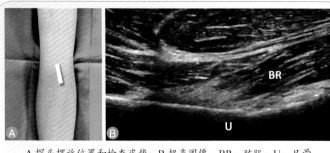

A.探头摆放位置和检查姿势；B.超声图像。BR：肱肌；U：尺骨

图2-8　右肘肱肌肌腱长轴

的高回声为尺侧副韧带。尺侧副韧带起自内上髁，呈扇形，可以分为3束：①前束止于尺骨冠突内侧缘；②后束止于尺骨鹰嘴内侧；③中束位于前束和后束之间，止于尺骨冠突和尺骨鹰嘴之间的骨嵴上（图2-9）。

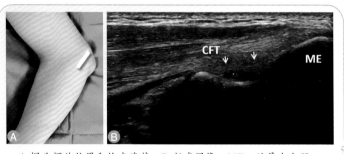

A.探头摆放位置和检查姿势；B.超声图像。ME：肱骨内上髁；CFT：屈肌总腱；箭头：尺侧副韧带

图2-9　右肘关节内侧屈肌总腱和尺侧副韧带

4.伸肌总腱和桡侧副韧带的检查：患者采取第三个姿势，沿前臂长轴将探头一端置于肱骨外侧髁，另一端指向手背方向。此时观察到伸肌总腱长轴呈致密带状高回声，其腱性成分较屈肌总腱厚实（图2-10）。位于肌腱深方紧邻骨面的高回声为桡侧副韧带，桡侧副韧带连接肱桡关节外侧，与伸肌总腱共同维护肱桡关节的外侧稳定，肌腱和韧带在声像图上不易区分开。旋转探头90°，在桡骨头处，可显示环状韧带呈条索状高回声覆盖于部分桡骨头和桡骨颈表面（图2-11）。

肘关节侧翻试验：固定肱骨，向远端牵拉前臂并行肘关节内翻或外翻，可以评估肘关节外侧或内侧韧带有无损伤。在实时超声监测下，可以通过关节间隙有无明显增宽来诊断桡侧副韧带或尺侧副韧带有无损伤。

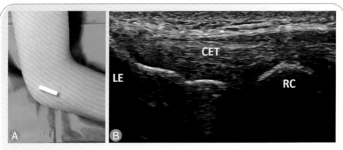

A.探头摆放位置和检查姿势；B.超声图像。LE：肱骨外上髁；CET：伸肌总腱；RC：桡骨小头

图2-10 右肘关节外侧伸肌总腱

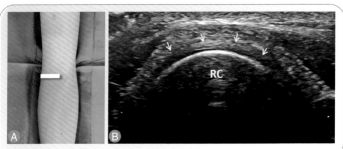

A.探头摆放位置和检查姿势；B.超声图像。RC：桡骨小头；箭头：环状韧带

图2-11 右肘关节环状韧带

5.肱三头肌肌腱和鹰嘴窝的检查：患者采取第四个姿势，沿肱骨长轴将探头一端置于尺骨鹰嘴，可以观察到肱三头肌肌腱长轴呈带状高回声，其深方可见鹰嘴窝及周围高回声的脂肪结缔组织。鹰嘴窝可以认为是肘关节的后隐窝，伸直肘关节此窝容纳尺骨鹰嘴而得名。在尺骨鹰嘴与皮肤之间有潜在的鹰嘴滑囊，在正常情况下不能显示（图2-12）。

6.肘关节周围正中神经、桡神经及尺神经的检查：详见周围神经超声检查章节。

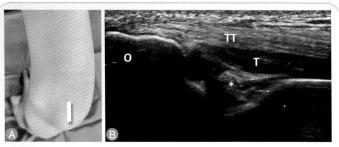

A.探头摆放位置和检查姿势；B.超声图像。O：尺骨鹰嘴；TT：肱三头肌肌腱；T：肱三头肌；*鹰嘴窝内脂肪垫

图2-12　右肘关节后方

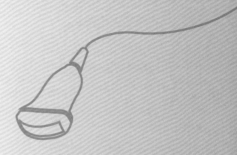

第三章

手腕部的超声检查

>>>>>>>>>>>>>>>>>>>>>>>>>>

码上看视频
>>>>>>>>>>>>>>>

一、手腕部超声检查主要内容

腕管及其组成结构、腕关节、掌指关节、指间关节及手腕关节周围的肌肉、肌腱、韧带和神经等结构。

二、手腕部解剖

1.手腕关节包括桡尺远侧关节、桡腕关节、腕骨间关节、腕掌关节、掌指关节和指间关节（表3-1和图3-1）。

表3-1　手腕部关节构成、特点及功能

关节	主要构成及特点	功能
桡尺远侧关节	桡尺远侧关节由尺骨头环状关节面、桡骨远端的尺切迹和三角纤维软骨组成。三角纤维软骨将其与桡腕关节相分隔。关节囊由腹侧和背侧面构成，自桡骨表面延伸至尺骨表面	可使手做旋前及旋后运动
桡腕关节	位于桡骨末端和腕骨之间的椭圆形滑液关节，桡腕关节的近端凹状关节面由桡骨关节面和三角纤维软骨的远侧面形成，三角纤维软骨是充填在尺骨头和腕骨尺侧面之间的一个纤维软骨结构；远端关节面由舟骨、月骨和三角骨的凸状面构成。桡腕关节囊附着于尺骨、桡骨的远侧缘和腕骨的近排，并由外在的腕部韧带加固	手腕部屈曲、背伸、内收、外展、环转等运动
腕骨间关节	是近排腕骨与远排腕骨之间的连接，通过关节囊连接近排腕骨和远排腕骨，并由许多内在的韧带加固	改善了桡腕关节的运动范围，特别是手的抓握动作
腕掌关节	是腕骨的远排和掌骨底之间的连接，如第1腕掌关节主要由第1掌骨近端和大多角骨构成。掌侧关节囊厚而坚韧，并有三角形的掌板突向关节腔	手指的屈伸活动，包括侧捏、抓握、对掌等动作
掌指关节	由掌骨的末端掌骨头与近节指骨底构成，拇指的掌指关节是滑车关节，其余四指的掌指关节是球窝关节	拇指的掌指关节具有屈伸作用，也可以做轻微的侧方运动，而其余四指可以做屈伸运动
指间关节	由上一节指骨滑车与下一节指骨底构成。近侧指间关节位于近节指骨与中节指骨之间，远侧指间关节位于中节指骨与末节指骨之间	只能做屈伸运动

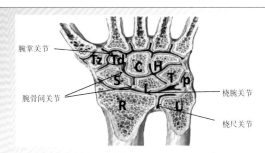

桡骨（R）和尺骨（U）的远端，近端腕骨包括舟骨（S）、月骨（L）、三角骨（T）和豌豆骨（P），而远端腕骨包括大多角骨（Tz）、小多角骨（Td）、头状骨（C）和钩状骨（H）

图3-1　腕关节冠状面解剖示意

引自：FRANK H. NETTER.奈特人体解剖学彩色图谱.[M].张卫光，主译.7版.北京：人民卫生出版社，2019.

2.手腕部背侧深筋膜将伸肌肌腱分隔成6个腔室，桡骨远端Lister结节可作为第Ⅱ、Ⅲ腔室识别的标志，在Lister结节下方，第Ⅱ、Ⅲ腔室肌腱会有一个交叉。腕部背侧6个腔室内肌腱从桡侧向尺侧依次为：第Ⅰ腔室，拇长展肌肌腱、拇短伸肌肌腱；第Ⅱ腔室，桡侧腕长伸肌肌腱、桡侧腕短伸肌肌腱；第Ⅲ腔室，拇长伸肌肌腱；第Ⅳ腔室，指伸肌肌腱和示指伸肌肌腱；第Ⅴ腔室，小指伸肌肌腱；第Ⅵ腔室，尺侧腕伸肌肌腱（图3-2、图3-3）。

3.腕部掌侧以腕管及其内容物为主要结构。腕管是以腕骨为底、浅层的屈肌支持带为顶所构成的纤维骨性管道，其内有4条指浅屈肌肌腱、4条指深屈肌肌腱、1条拇长屈肌肌腱和1条正中神经，其中正中神经最表浅，紧邻屈肌支持带，易受到屈肌支持带的卡压和粘连。在腕管的两侧分别有桡侧腕屈肌肌腱和尺侧腕

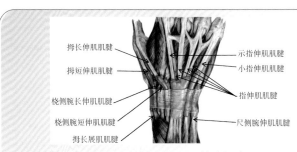

图3-2　腕背侧伸肌肌腱解剖示意

引自：FRANK H. NETTER.奈特人体解剖学彩色图谱.[M].张卫光，主译.7版.北京：人民卫生出版社，2019.

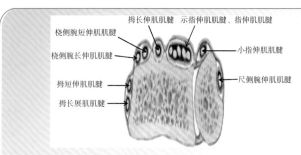

图3-3 腕伸肌肌腱横切面解剖示意

引自：FRANK H. NETTER.奈特人体解剖学彩色图谱.[M].张卫光，主译.7版.北京：人民卫生出版社，2019.

屈肌肌腱。尺神经与尺动脉、尺静脉伴行，走行于豌豆骨及屈肌支持带深、浅层所形成的Guyon管内。指屈肌肌腱分深、浅两层，指浅屈肌肌腱止于中节指骨底，指深屈肌肌腱止于远节指骨底。为了稳定指屈肌肌腱，还有一系列滑车结构将肌腱固定在指骨上（图3-4）。

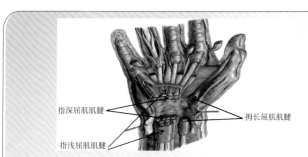

图3-4 腕屈肌肌腱剖面解剖示意

引自：FRANK H. NETTER.奈特人体解剖学彩色图谱.[M].张卫光，主译.7版.北京：人民卫生出版社，2019.

4.腕部关节的韧带和三角纤维软骨复合体。腕关节的韧带分为内在韧带和外在韧带两类。外在韧带连接桡骨、尺骨、掌骨底和腕骨，从而稳定腕关节，外在韧带厚而强韧，位于腕关节掌侧面的关节囊和关节的滑膜层之间。内在（骨间）韧带连接并稳定各个腕骨，这样在手做复杂运动的过程中就保证了腕骨的适当位置，腕关节最重要内在韧带是舟月韧带。三角纤维软骨复合体由几种软组织结构形成，位于尺腕间隙内，它增强了腕关节尺侧面和尺桡远侧关节的稳定性，并可吸收腕关节轴向负荷过程中跨过腕关节尺侧面的机械力。三角纤维软骨复合体包括三角纤维软骨本身及其他支持结构，如相应的关节盘、尺侧副韧带、掌侧及背侧的桡尺韧带和尺侧腕伸肌肌腱的腱鞘。

5.手腕部神经、血管走行及分布（表3-2、图3-5）。

表3-2 手腕部神经、血管走行及分布

	走行	分布特点
正中神经	正中神经在前臂走行于指浅、指深屈肌之间达腕管，穿掌腱膜深面至手掌，分成数支指掌侧总神经，每一支指掌侧总神经又分为两支指掌侧固有神经，沿手指两侧行至指尖	正中神经支配手掌桡侧2/3皮肤及桡侧3个半指掌面皮肤并支配拇短屈肌、拇短展肌、拇对掌肌及第1、2蚓状肌的运动
尺神经	在前臂远端，尺神经位于尺侧腕屈肌的桡侧、尺动脉的尺侧，尺神经穿过深筋膜移行在覆盖 Guyon 管的腕横韧带的浅表部位，尺神经在 Guyon 管内分为两条终末支——浅感觉支和深运动支	深运动支支配手部内在肌，包括小鱼际肌、2 块内侧蚓状肌、拇收肌和骨间肌。尺神经浅感觉支配掌内侧半、小指和环指内侧半的感觉
桡神经	在前臂远端桡侧面，桡神经的浅层皮支从桡侧腕长伸肌和肱桡肌的肌腱之间穿出至皮下组织。此处，神经被覆筋膜带，此筋膜带连接肱桡肌的肌腱接合部和桡侧腕长伸肌的肌腱。在更远端，桡神经穿出筋膜，位于解剖学鼻烟窝之上，穿过第一腔室的伸肌肌腱	支配腕、手、拇指及桡侧手指近端部分背侧面的感觉
桡动脉	在前臂远端，桡动脉走行于桡骨远端掌侧面的浅层，易触及其搏动。桡动脉在腕关节的桡侧面向背侧弯曲走行，在第 1 腔室内的伸肌肌腱深部通过，越过解剖学上鼻烟窝的窝底	尺动脉末端与桡动脉的掌浅支吻合而成掌浅弓，分支有小指尺（掌）侧固有动脉、指掌侧总动脉（3 支）、指掌侧固有动脉。桡动脉终支和尺动脉掌深支吻合而成掌深弓，分支有掌心动脉、拇主要动脉
尺动脉	尺动脉在尺神经外侧进入腕部，并与其伴行穿过 Guyon 管，走行于腕横韧带浅层	

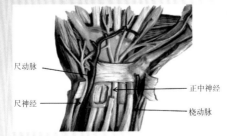

尺动脉
正中神经
尺神经
桡动脉

图3-5 手腕部血管及神经分布解剖示意

引自：FRANK H. NETTER.奈特人体解剖学彩色图谱.[M].张卫光，主译.7版.北京：人民卫生出版社，2019.

三、检查前准备及检查要点

（1）询问病史，建立患者基本信息并进行相关体格检查。

（2）选择正确的检查设置，首选高频线阵探头，探头频率10～18 MHz或者更高。

（3）充分暴露被检者手腕部，当扫查区域表面不平整或病变位置在浅表时可加用导声垫。

（4）检查中找到相关骨性标志，腕部重要的骨性突起有桡骨远端的Lister结节、桡骨茎突、尺骨茎突、舟骨结节、豌豆骨，这些骨性突起在体表可扪及，对于超声检查有很大帮助。

（5）采取横切面、纵切面依次、序贯扫查法，有利于鉴别肌腱与神经，并能帮助辨认不同的肌腱。

四、手腕部超声检查具体步骤

1.观察腕管结构

step 1 近端腕管扫查　探头放置在腕关节掌侧，寻找近端腕管的骨性标志，即舟骨结节（桡侧）和豌豆骨（尺侧），调节探头放在这2个骨性标志上。舟骨及豌豆骨为腕管的两端边界，月状骨及三角骨为腕管底，腕管浅面为屈肌支撑带，上述结构构成近端腕管的边界。观察屈肌支持带、正中神经和腕管内的9个屈肌肌腱（4个指浅屈肌肌腱、4个指深屈肌肌腱和一个拇长屈肌肌腱，图3-6）。

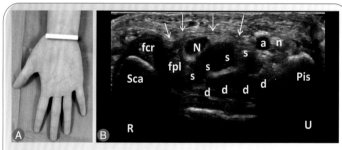

A.探头摆放位置和检查姿势；B.超声图像。Sca：舟状骨；Pis：豌豆骨；fcr：桡侧腕屈肌肌腱；a：尺动脉；fpl：拇长屈肌肌腱；s：第2～5指指浅屈肌肌腱；n：尺神经；d：第2～5指指深屈肌肌腱；N：正中神经；箭头：屈肌支持带

图3-6　近端腕管

step 2 远端腕管扫查　探头横断向远端移动，找到远端腕管

的两个骨性标记，即大多角骨结节（桡侧）和钩骨（尺侧），大多角骨及钩骨为腕骨的两端边界，小多角骨和头状骨为腕管底，浅面为屈肌支持带，上述结构构成远端腕管的边界（图3-7）。

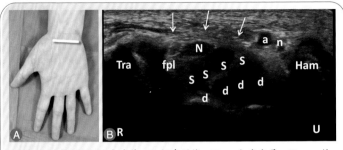

A.探头摆放位置和检查姿势；B.超声图像。Tra：大多角骨；Ham：钩骨；fpl：拇长屈肌肌腱；a：尺动脉；s：第2～5指指浅屈肌肌腱；d：第2～5指指深屈肌肌腱；N：正中神经；n：尺神经；箭头：屈肌支持带

图3-7　远端腕管

step 3 腕管长轴扫查　腕管长轴观察正中神经的走行及有无卡压而导致的局部受压后的神经肿胀表现，长轴观最表层可见掌长肌肌腱，掌长肌肌腱下方紧接着为正中神经，再下方为指浅屈肌和指深屈肌（图3-8）。

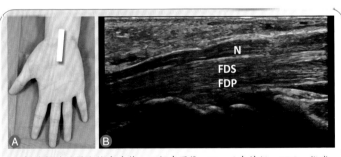

A.探头摆放位置和检查姿势；B.超声图像。N：正中神经；FDS：指浅屈肌肌腱；FDP：指深屈肌肌腱

图3-8　腕管长轴

2.观察腕关节背侧6个腔室结构

step 1 第1腔室　被检者姿势：患者取坐位，面对检查者，保持腕关节处于中立位，手尺侧放置于检查床上。扫查要点：探头放置在桡骨茎突表面可显示伸肌支持带与桡骨茎突之间的两个肌腱短轴，分别为拇长展肌肌腱和拇短伸肌肌腱。观察肌腱需要短

轴和长轴相结合，连续动态扫查，观察肌腱的连续性。拇长展肌肌腱远端附着于第1掌骨基底桡侧，拇短伸肌肌腱附着于拇指的近节指骨底背侧（图3-9）。

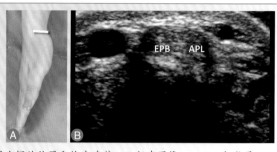

A.探头摆放位置和检查姿势；B.超声图像。APL：拇长展肌肌腱；EPB：拇短伸肌肌腱

图3-9　右腕第1腔室横切面

step 2　第2腔室　被检者姿势：腕部及肘部保持放松，将手掌平放在检查床上。扫查要点：探头从第1腔室向尺侧平移，于Lister结节的桡侧可见桡侧腕长伸肌肌腱（桡侧）及桡侧腕短伸肌肌腱（尺侧）的短轴，旋转探头90°沿肌腱长轴观察肌腱的连续性、走行及肌腱远端附着处，桡侧腕长伸肌肌腱附着于第2掌骨底，桡侧腕短伸肌肌腱附着于第3掌骨底（图3-10）。

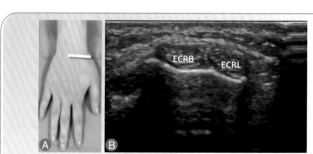

A.探头摆放位置和检查姿势；B.超声图像。ECRL：桡侧腕长伸肌肌腱；ECRB：桡侧腕短伸肌肌腱

图3-10　右腕第2腔室横切面

step 3　第3腔室　被检者姿势：手平放在检查床上，探头置于Lister结节处，它是区分第2腔室和第3腔室的标记。扫查要点：拇长伸肌肌腱位于Lister结节的尺侧。找到拇长伸肌肌腱短轴后沿其长轴走行追踪到其附着处，拇长伸肌肌腱由近至远从尺侧到桡侧

跨过桡侧腕长伸肌肌腱和桡侧腕短伸肌肌腱后向远端走行，附着于拇指远节指骨底（图3-11）。

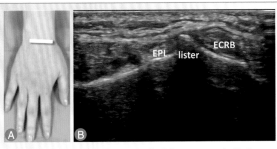

A.探头摆放位置和检查姿势；B.超声图像。EPL：拇长伸肌肌腱；ECRB：桡侧腕短伸肌肌腱；Lister：Lister结节

图3-11 右腕第3腔室横切面

step 4 第4、5腔室 探头横切从第3腔室向尺侧平移观察第4、5腔室，第4腔室内有指总伸肌肌腱和示指固有伸肌肌腱，第5腔室内为小指伸肌肌腱，它们分别分布于第2手指到第5手指的中节及末节指骨底。扫查时配合手指屈伸动作有利于区分不同肌腱（图3-12）。

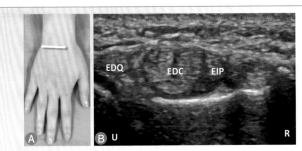

A.探头摆放位置和检查姿势；B.超声图像。EDC：第4腔室内指总伸肌肌腱；EIP：示指伸肌肌腱；EDQ：第5腔室内小指伸肌肌腱；U：尺骨；R：桡骨

图3-12 右腕第4、5腔室横切面

step 5 第6腔室 被检者姿势：手部侧放，腕关节轻度向桡侧偏斜，尺侧向上。扫查要点：探头置于尺骨茎突显示尺侧腕伸肌肌腱位于尺骨表面略微凹陷处，旋转探头沿长轴观察，尺侧腕伸肌肌腱离开尺骨以后，附着在钩骨的背侧面，而后远端附着于第5掌骨底（图3-13）。

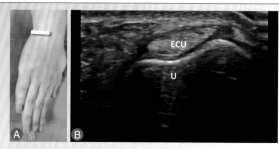

A.探头摆放位置和检查姿势；B.超声图像。ECU：尺侧腕伸肌肌腱；U：尺骨

图3-13　右腕第6腔室横切面

3.观察手腕部关节（尺桡、桡腕、腕骨间、腕掌、掌指关节）

step 1 尺桡关节　腕部及肘部保持放松，被检者手掌平放在检查床上。探头横切观察尺桡关节背侧远端，尺桡关节由尺骨头环状关节面、桡骨远端的尺切迹和三角纤维软骨组成（图3-14）。

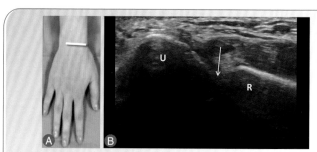

A.探头摆放位置和检查姿势；B.超声图像。U：尺骨；R：桡骨；箭头：尺桡关节间隙

图3-14　尺桡关节

step 2 桡腕关节　桡腕关节由手舟骨、月骨和三角骨的近侧关节面作为关节头，桡骨的腕关节面和尺骨头下方的关节盘作为关节窝而构成。以腕骨的强回声为底部，长轴显示桡腕、腕骨间及腕掌关节滑膜隐窝，观察有无关节积液及滑膜增厚，正常人可见少许关节积液（图3-15）。

step 3 掌指关节　探头垂直于掌指关节上，掌指关节由掌骨头及近节指骨底构成，患有关节滑膜炎时，可见关节内无回声（积液）和低回声滑膜（图3-16）。

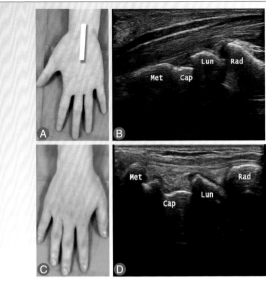

A、C.探头摆放位置和检查姿势；B、D.超声图像。Met：掌骨；
Cap：头状骨；Lun：月骨；Rad：桡骨

图3-15　桡腕关节

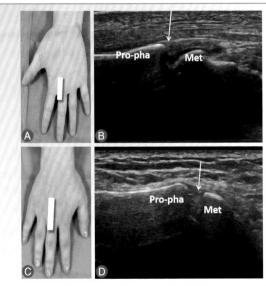

A、C.探头摆放位置和检查姿势；B、D.超声图像。Met：掌骨；
Pro-pha：近节指骨

图3-16　掌指关节

4.观察舟月韧带

扫查要点：探头置于Lister结节，横切面向远端滑动，显示舟骨及月骨，舟月韧带是位于舟骨和月骨之间的三角形强回声，向尺侧偏斜更容易清晰地显示舟月韧带。舟月韧带是腕部重要韧带，是手腕部运动创伤的好发部位（图3-17）。

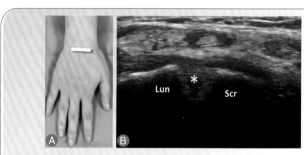

A.探头摆放位置和检查姿势；B.超声图像。Lun：月骨；Scr：舟骨；*舟月韧带

图3-17　舟月韧带

5.观察三角软骨纤维复合体结构

扫查要点：探头沿尺侧纵切，以尺侧腕伸肌肌腱为声窗进行扫查。三角纤维软骨复合体是腕关节尺侧的一组重要结构，由三角纤维软骨、半月板类似物、桡腕韧带、尺侧副韧带及尺侧腕伸肌肌腱鞘等构成，是手部旋转外伤时易损伤的部位（图3-18）。

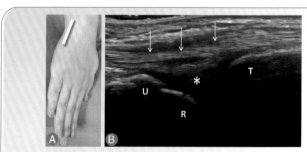

A.探头摆放位置和检查姿势；B.超声图像。*三角纤维软骨复合体；T：三角骨；R：桡骨；U：尺骨；箭头：尺侧腕伸肌肌腱

图3-18　三角纤维软骨复合体

6.观察屈、伸肌肌腱走行及连续性

被检者姿势：将手平放在检查床上，探头垂直于肌腱走行上方。

掌侧纵向扫描屈肌肌腱：可见指浅屈肌肌腱与指深屈肌肌腱呈纤维状高回声，局部被A1滑车固定，滑车呈低回声。通过被动伸屈远指骨可鉴别指浅屈肌肌腱和指深屈肌肌腱（图3-19）。

掌侧横向扫查屈肌肌腱：指浅屈肌肌腱位于指深屈肌肌腱浅面，在掌指关节水平逐渐变宽，至近节指骨近段开始分裂，至近节指骨中段时分裂为两半，之后分裂的肌腱围绕指深屈肌肌腱的侧方至其背侧，彼此交叉至对侧，最后止于中节指骨底。指深屈肌肌腱止于远节指骨底（图3-19）。

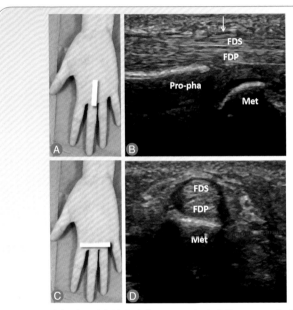

A、C.探头摆放位置和检查姿势；B、D.超声图像。FDS：指浅屈肌肌腱；FDP：指深屈肌肌腱；Met：掌骨；Pro-pha：近节指骨；箭头：A1滑车

图3-19 中指掌指关节处屈肌肌腱长轴及短轴

以中指指伸肌肌腱为例说明。

伸肌肌腱纵向扫查：于掌指关节处纵切可见指伸肌肌腱呈较细的纤维状高回声，伸肌肌腱相对屈肌肌腱比较纤薄，观察时需提高超声频率（图3-20）。

伸肌肌腱横向扫查：于掌指关节处横切显示指伸肌肌腱，指伸肌肌腱在近节指骨处分为中央束及两侧束，中央束止于中节指骨底，两侧束向远端走行汇合后止于末节指骨底（图3-20）。

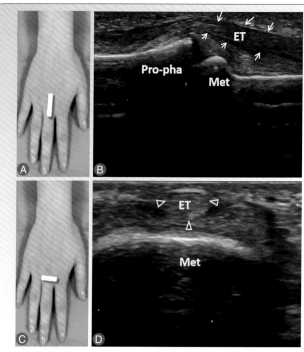

A、C.探头摆放位置和检查姿势；B、D.超声图像。Met：掌骨；
Pro-pha：近节指骨；ET：伸肌肌腱

图3-20　中指掌指关节处指伸肌肌腱长轴及短轴

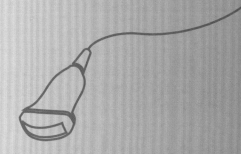

第四章
髋关节的超声检查

>>>>>>>>>>>>>>>>>>>>>>>>

码上看视频
>>>>>>>>>>>>>>>>>>>>

一、髋关节解剖

髋关节由髋臼与股骨头构成，属多轴的球窝关节。髋臼的周缘附有纤维软骨构成的髋臼唇，以增加髋臼的深度。

髋关节周围主要的骨性突起包括髂前上棘、髂前下棘、股骨小转子、股骨大转子及坐骨结节（图4-1）。髂前上棘处有缝匠肌、阔筋膜张肌和腹股沟韧带附着；髂前下棘有股直肌肌腱的直头附着；股骨小转子是髂腰肌肌腱的止点；股骨大转子除了有臀中肌和臀小肌肌腱附着外，周围还有多个滑囊存在，这些滑囊可以统称为大转子滑囊；坐骨结节是腘绳肌肌腱附着端，腘绳肌包含股二头肌、半腱肌和半膜肌（图4-2、图4-3）。

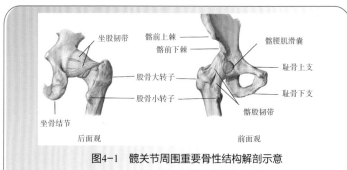

图4-1　髋关节周围重要骨性结构解剖示意

引自：FRANK H. NETTER.奈特人体解剖学彩色图谱.[M].张卫光，主译.7版.北京：人民卫生出版社，2019.

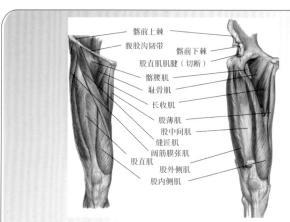

图4-2　髋关节前群和内群肌肉解剖示意

引自：FRANK H. NETTER.奈特人体解剖学彩色图谱.[M].张卫光，主译.7版.北京：人民卫生出版社，2019.

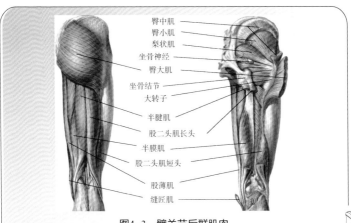

臀中肌
臀小肌
梨状肌
坐骨神经
臀大肌
坐骨结节
大转子
半腱肌
股二头肌长头
半膜肌
股二头肌短头
股薄肌
缝匠肌

图4-3　髋关节后群肌肉

引自：FRANK H. NETTER.奈特人体解剖学彩色图谱.[M].张卫光，主译.7版.北京：人民卫生出版社，2019.

　　髋关节周围具体的肌肉详见图4-2、图4-3和表4-1。

表4-1　髋关节周围肌肉

		起点	止点	功能	支配神经
前群	髂腰肌 髂肌	髂窝	股骨小转子	髋关节前屈和旋外；下肢固定时，躯干和骨盆前屈	腰丛神经
	腰大肌	腰椎体侧面和横突			
	股直肌	直头起自髂前下棘；反折头起自髋臼上缘	胫骨粗隆	屈髋关节、伸膝关节	股神经
	缝匠肌	髂前上棘	胫骨上端内侧面	屈髋关节、屈膝关节，使已屈的膝关节旋内	
	阔筋膜张肌		经髂胫束至胫骨外侧髁	紧张阔筋膜并屈髋关节	臀上神经
内群	耻骨肌	耻骨支、坐骨支前面	股骨耻骨肌线	髋关节内收、外旋	股神经、闭孔神经
	股薄肌		胫骨上端内侧		闭孔神经
	长收肌		股骨粗线		
	短收肌		股骨粗线		
	大收肌	耻骨支、坐骨支、坐骨结节	股骨粗线和内上髁的收肌结节		

续表

		起点	止点	功能	支配神经
后群	臀大肌	髂骨翼外面和骶骨背面	臀肌粗隆及髂胫束	髋关节伸及外旋	臀下神经
	臀中肌	髂骨翼外面	股骨大转子	髋关节外展、内旋（前部肌束）和外旋（后部肌束）	臀上神经
	臀小肌		股骨大转子前缘		
	腘绳肌 股二头肌	短头：股骨粗线 长头：坐骨结节	腓骨头	髋关节伸、膝关节屈并微旋外	坐骨神经
	半腱肌	坐骨结节	胫骨上端内侧面	髋关节伸、膝关节屈并微旋内	
	半膜肌		胫骨内侧髁后面		

　　髋关节的关节囊坚韧致密，周围有多条韧带加强：①髂股韧带，最为强健，起自髂前下棘，呈"人"字形经囊的前方止于转子间线。②股骨头韧带，位于关节内，为滑膜所包绕，内含营养股骨头的血管。③耻股韧带，由耻骨上支向外下于关节囊前下壁与髂股韧带深部融合。④坐股韧带，起自坐骨体，附着于大转子根部。⑤轮匝带，是关节囊的深层纤维围绕股骨颈的环形增厚。

　　髋关节周围的滑囊主要包括：①大转子周围滑囊，包括臀大肌下滑囊、臀中肌下滑囊及臀小肌下滑囊。②髂腰肌滑囊，位于髂腰肌肌腱和髋关节囊之间，位置恒定，常与髋关节腔相通。③坐骨结节滑囊，位于臀大肌和坐骨结节之间。

二、仪器选择

　　成人髋关节位置较深，周围多数部位有厚实的肌肉覆盖，因此在行髋关节超声检查时，用中心频率为7～9 MHz的宽频线阵探头为宜。髂前上棘位置表浅，对其周围肌腱进行观察时可以提高频率至10 MHz以上；髋关节腔位置较深，可以使用低频凸阵探头扫查。

三、检查体位

　　髋关节周围的肌腱韧带无骨性结构覆盖，易行超声扫查。对于不同区域的结构，患者做出相关体位加以配合，扫查更加顺利。①前侧检查时，患者取仰卧位，下肢自然伸平。此体位下主要观察髋关节囊有无滑膜增生、关节腔有无积液、前下盂唇有无损伤及髂腰肌肌腱和髂腰肌滑囊的情况；同时，在此体位也可以观察附着于髂前上棘的缝匠肌和阔筋膜张肌肌腱及附着于髂前下棘处的股直肌肌腱的直头。观察髂腰肌肌腱时，膝关节稍屈曲，髋关节适当外展外旋更利于肌腱的显示。②内侧检查时，患者取仰卧位，膝关节屈曲，髋关节外旋外展，呈"蛙腿"位，主要观察内侧收肌群。③外侧检查时，患者取对侧卧位，膝关节间可夹软枕防止髋关节过于内收内旋。此时，主要观察大转子周围结构，包括臀中肌肌腱、臀小肌肌腱和大转子周围滑囊等。④后侧检查时，患者取俯卧位，下肢自然伸平。主要观察坐骨结节处结构，包括腘绳肌肌腱和坐骨结节滑囊等。

四、髋关节的扫查方法和正常声像图

检查前，患者平躺于检查床上，充分暴露髋关节，上至髂前上棘，下至膝关节。医师详细询问病情，并进行简单的体格检查。按照一定顺序行超声扫查。

1.前侧髋关节腔的检查：患者采取第一个姿势，探头沿股骨颈长轴扫查。受患者体型影响，可以使用凸阵探头扫查。股骨头呈圆形强回声，表面有低回声软骨覆盖。前下盂唇呈三角形高回声与髋臼相连。自盂唇浅方延续至股骨颈远端，并有少许翻折的带状高回声为关节囊，侧动探头或少许平移探头可见关节囊增厚，为髂股韧带和关节囊融合所形成。前方关节囊一般紧贴股骨颈，由于股骨颈凹陷的解剖形态，此处可以称为髋关节的前隐窝，当髋关节有积液时，前隐窝处关节囊远离股骨颈，其间有无回声区充填（图4-4）。

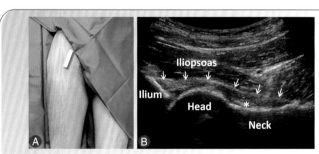

A.探头摆放位置和检查姿势；B.超声图像。Iliopsoas：髂腰肌；Ilium：髂骨；Head：股骨头；Neck：股骨颈；箭头：前侧关节囊；*前隐窝

图4-4 髋关节前侧检查

2.髂腰肌肌腱和滑囊的检查：患者采取第一个姿势，经探头沿股骨颈长轴放置，向内侧稍平移，髂腰肌长轴出现，向足侧滑行，可见肌腱止于稍突出的股骨小转子。转动探头90°，向上滑动，可见低回声的髂腰肌束和高回声的肌腱，帮助患者做"4"字试验，实时超声观察，可以发现肌腱和耻骨上支的碰撞，以辅助判断髋关节前方弹响的原因（图4-5）。

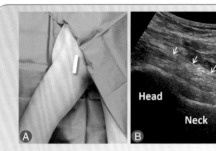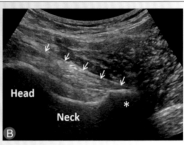

A.探头摆放位置和检查姿势；B.超声图像。Head：股骨头；Neck：股骨颈；箭头：髂腰肌肌腱；*股骨小转子

图4-5　髂腰肌肌腱长轴

3.股直肌肌腱的检查：患者采取第一个姿势，探头沿股骨颈长轴放置，向上滑动，头侧端可见强回声的髂前下棘出现，并见股直肌肌腱直头呈条索状高回声附着其上；侧动探头，可见股直肌肌腱反折头呈带状低回声向深方穿行，其附着处为髋臼上缘。肌腱反折头为低回声是因为其肌腱纤维与声束角度较大而形成各向异性伪像，勿要误诊为钙化所形成的声影（图4-6）。

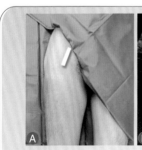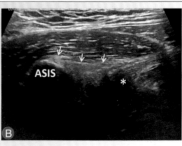

A.探头摆放位置和检查姿势；B.超声图像。ASIS：髂前上棘；箭头：股直肌肌腱直头；*股直肌肌腱反折头

图4-6　股直肌肌腱长轴

4.阔筋膜张肌和缝匠肌的检查：患者采取第一个姿势，探头

横置于髂前上棘处，向足侧滑动，可见髂前上棘下方两侧有两块肌肉出现，内侧为缝匠肌，外侧为阔筋膜张肌。同时可以观察到两块肌肉间有脂肪填充，脂肪内"筛网"状高回声结构为股外侧皮神经的短轴；分别将两块肌肉置于图像中间，旋转探头90°，上下和左右滑动观察肌肉和肌腱有无损伤（图4-7）。

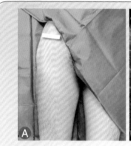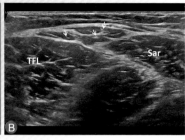

A.探头摆放位置和检查姿势；B.超声图像。TFL：阔筋膜张肌；Sar：缝匠肌；箭头：股外侧皮神经

图4-7　阔筋膜张肌和缝匠肌短轴

5.髋内收肌群的检查：患者采取第二个姿势，将探头平行于腹股沟韧带置于其下方，斜向内下滑动，可以观察到位于股血管内侧的耻骨肌短轴图像，在耻骨肌内侧由浅及深依次是长收肌、短收肌、大收肌的短轴。这4块肌肉间有高回声的筋膜间隔，闭孔神经的前支走行在长收肌和短收肌间的筋膜间隔内，后支位于短收肌和大收肌间。因此，这个切面常用于诊断闭孔神经阻滞。探头继续向内侧滑动至耻骨结节，可完全显示长、短、大收肌的短轴，探头外端向足侧旋转，可显示长、短、大收肌的长轴（图4-8、图4-9）。

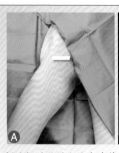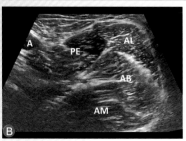

A.探头摆放位置和检查姿势；B.超声图像。A：股动脉；PE：耻骨肌；AL：长收肌；AB：短收肌；AM：大收肌

图4-8　髋内收肌群短轴

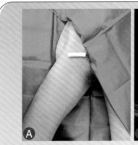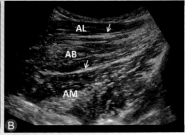

A.探头摆放位置和检查姿势；B.超声图像。AL：长收肌；AB：短收肌；AM：大收肌；箭头：闭孔神经前支和后支

图4-9　髋内收肌群长轴

6.臀中肌、臀小肌肌腱的检查：患者采取第三个姿势，将探头沿身体短轴横置于股骨大转子处，大转子表面强回声的骨性结构形似"屋顶"样，上下滑动探头，可见其上有肌腱附着，前侧附着的肌腱是臀小肌肌腱，后侧是臀中肌肌腱。旋转探头，依据肌腱长轴寻找肌肉并观察。同时，在大转子周围，可以观察有无滑囊炎发生。生理情况下，无法观察到滑囊。大转子周围滑囊炎和臀中肌肌腱炎、臀小肌肌腱炎是大转子疼痛综合征的常见原因（图4-10、图4-11）。

7.腘绳肌肌腱的检查：患者采取第四个姿势，将探头横置于坐骨结节处，可以观察到腘绳肌肌腱的短轴。在近端，腘绳肌肌腱附着于坐骨结节偏外侧，靠近内侧的是由股二头肌长头肌腱和半腱肌肌腱构成的联合腱，外侧是半膜肌肌腱。在腘绳肌肌腱外侧的"筛网"状结构为坐骨神经短轴图像。体型较瘦的患者，在半膜肌肌腱浅方可以观察到臀下动脉和伴行的股后皮神经（图4-12）。

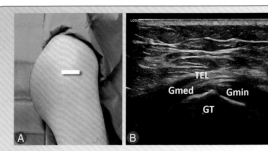

A.探头摆放位置和检查姿势；B.超声图像。GT：股骨大转子；TEL：阔筋膜张肌；Gmed：臀中肌；Gmin：臀小肌

图4-10　臀中肌肌腱和臀小肌肌腱短轴

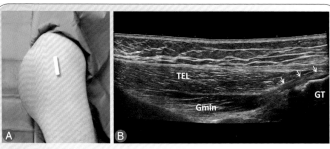

A.探头摆放位置和检查姿势；B.超声图像。GT：股骨大转子；TEL：阔筋膜张肌；Gmin：臀小肌；箭头：臀小肌肌腱

图4-11　臀小肌肌腱长轴

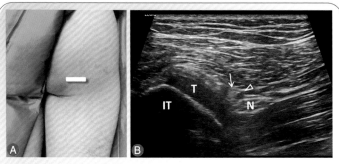

A.探头摆放位置和检查姿势；B.超声图像。IT：坐骨结节；T：腘绳肌肌腱；N：坐骨神经；箭头：骨后皮神经；空心箭头：臀下动脉

图4-12　腘绳肌肌腱短轴

8.坐骨神经和股神经的检查详见周围神经超声检查章节。

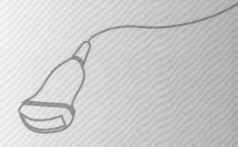

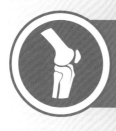

第五章
膝关节的超声检查

>>>>>>>>>>>>>>>>>>>>>>>>>>>

码上看视频
>>>>>>>>>>>>>>>>>>

膝关节是由股骨、髌骨、胫骨、腓骨组成的一个滑车关节。它是人体最大、最复杂的关节，也是人体的一个承重关节。超声可以很好地显示膝关节的软组织病变、肌腱病变、副韧带损伤、关节炎、神经病变、骨骼损伤等。

一、膝关节解剖

膝关节由股骨下端、胫骨上端和髌骨构成，是人体最大、最复杂的关节。髌骨与股骨的髌面相对，股骨的内、外侧髁分别与胫骨的内、外侧髁相对。需要重点认识的骨性突起有股骨的内、外上髁及胫骨粗隆、胫骨外侧的Gerdy结节、腓骨头。

为了方便超声扫查和记忆，从膝关节的前、内、外、后4个面来认识膝关节周围的肌腱、韧带、滑囊（表5-1）。

表5-1 膝关节周围主要解剖结构

	解剖结构	主要知识点
前面	股四头肌肌腱	由股直肌、股中间肌、股内侧肌、股外侧肌4条腱纤维联合止于髌骨上极，其中股直肌最先移行为腱纤维，并最易发生撕裂
	髌腱（髌韧带）	连接髌骨下极和胫骨粗隆的致密纤维，其浅层纤维越过髌骨连于股四头肌肌腱
	髌上囊	位于股四头肌肌腱和股骨之间，与膝关节腔相通，前方有髌上脂肪垫，后上方有股前脂肪垫
	髌前囊	位于髌骨前方，是髌前皮下囊、筋膜下囊的统称，因髌骨前方组织菲薄，不宜细分
	髌下浅囊	位于胫骨粗隆处，皮肤和髌腱之间
	髌下深囊	位于髌腱和胫骨粗隆之间，少部分人群的髌下深囊与关节腔相通
内侧	内（胫）侧副韧带	连接股骨内上髁和胫骨内侧髁，与关节囊和内侧半月板紧密结合
	内侧半月板	股骨和胫骨内侧髁之间的半月形纤维软骨板，呈"C"形，外缘与内侧副韧带紧密相连
	鹅足腱	位于内侧副韧带的下方、胫骨上段，由半腱肌、股薄肌、缝匠肌形成的联合肌腱
	鹅足腱滑囊	位于鹅足腱和胫骨之间

	解剖结构	主要知识点
外侧	髂胫束	为阔筋膜外侧增厚部分，膝部止于胫骨外侧的 Gerdy 结节
	股二头肌肌腱	止于腓骨头，与外侧副韧带的纤维有交织
	外（腓）侧副韧带	连接股骨外上髁和腓骨头的致密纤维，与外侧半月板不连接
	外侧半月板	股骨和胫骨外侧髁之间的半月形纤维软骨板，呈"O"形，外缘与关节囊相连
后面	半膜肌肌腱	止于胫骨内侧髁后面，半膜肌上部是扁薄的腱膜，约占半膜肌的 50%
	腓肠肌内、外侧头	起自股骨内上、外上髁的后面
	Baker 滑囊	为潜在滑囊，位于腓肠肌内侧头和半膜肌肌腱之间，深方与膝关节相通

二、体位及正常声像图

根据受检者体型和要检查的目标深度不同，采用相应频率探头，将膝部分为前、后、内、外4个区域，检查者应选择相应的体位以充分暴露被检查的区域，并注意在紧张和松弛状态下观察肌腱或韧带的声像图特征，在扫查过程中应注意长轴和短轴的结合、动态和静态的结合及双侧对比扫查。

1.膝前区的扫查

被检查者取仰卧位或坐位，轻度屈膝或在腘窝处放置枕垫，最大屈膝位用于观察股骨透明软骨。检查内容主要包括股四头肌肌腱、髌上囊、髌腱、膝关节软骨。

股四头肌肌腱：探头纵切置于髌骨上端可显示股四头肌肌腱长轴切面，远端附着于髌骨。是由股直肌、股内侧肌、股外侧肌和股中间肌合成，浅层为股直肌肌腱，中层为股内侧肌肌腱和股外侧肌肌腱，深层由股中间肌腱构成，股四头肌肌腱后方即为髌上囊，髌上囊与关节腔相通，正常时可有少量液体，深度多小于3 mm，股四头肌肌腱与股骨之间可见低回声髌上囊和上下端的高回声脂肪垫（图5-1）。

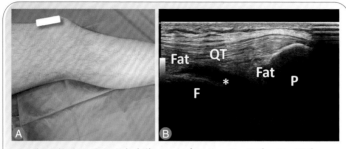

A.探头摆放位置和检查姿势；B.超声图像。F：股骨；P：髌骨；
QT：股四头肌肌腱；Fat：股前脂肪垫和髌上脂肪垫；*髌上囊

图5-1　髌骨上方膝前区长轴

髌腱：髌腱近端止于髌骨，远端止于胫骨粗隆，纵切面呈带状高回声，两端呈鸟嘴状，横切面呈扁平形。髌腱无腱鞘。膝前方除髌上囊外，还有髌骨与皮下间的髌前滑囊、髌腱与皮下间的髌下浅囊、髌腱与胫骨之间的髌下深囊。髌前滑囊与髌下浅囊正常情况不显示，病理情况下可见积液、增厚滑膜（图5-2）。

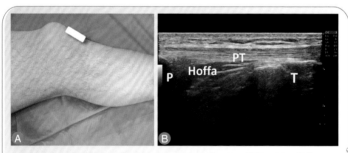

A.探头摆放位置和检查姿势；B.超声图像。P：髌骨；T：胫骨；
PT：髌腱；Hoffa：Hoffa脂肪垫

图5-2　髌骨下方膝前区长轴

膝关节软骨：将腿完全屈曲，打开股骨，把关节完全暴露出来。将探头放于髌骨的上缘，显示出来一条均匀的低回声，这条就是滑车软骨。正常人的滑车软骨两侧的内外髁比较薄，中间的髁间窝比较厚，它呈均匀的低回声，边界清楚（图5-3）。

髌内侧支持带和髌外侧支持带：探头横切放置在髌骨上段与股骨内上髁或外上髁之间，呈带状的高回声，是髌股关节内外侧重要的支持结构（图5-4、图5-5）。

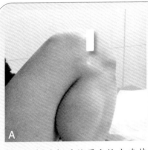
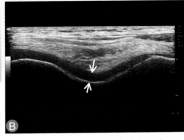

A.探头摆放位置和检查姿势；B.超声图像。箭头：股骨滑车软骨

图5-3　股骨滑车软骨

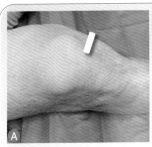
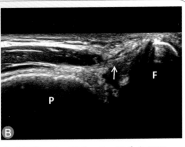

A.探头摆放位置和检查姿势；B.超声图像。P：髌骨；F：股骨内侧髁；
箭头：髌骨内侧支持带

图5-4　髌内侧支持带

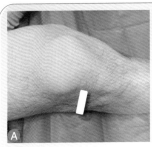
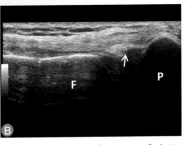

A.探头摆放位置和检查姿势；B.超声图像。P：髌骨；F：股骨外侧
髁；箭头：髌骨外侧支持带

图5-5　髌外侧支持带

2.膝内侧区的扫查

取仰卧位，膝关节轻度外旋，检查内容主要包括内侧副韧带、内侧半月板、鹅足腱。

内侧副韧带和半月板：探头于股骨内侧髁与胫骨内侧髁之间纵切，显示内侧副韧带及内侧半月板。内侧副韧带浅层为高回声致密结缔组织，中层为低回声疏松结缔组织，最内层呈高回声，与内侧半月板融合。内侧半月板呈三角形高回声，底部向外，尖端指向关节腔（图5-6、图5-7）。

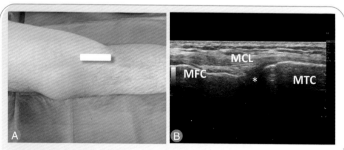

A.探头摆放位置和检查姿势；B.超声图像。MFC：股骨内侧髁；
MTC：胫骨内侧髁；MCL：内侧副韧带；*内侧半月板

图5-6 膝内侧区长轴（1）

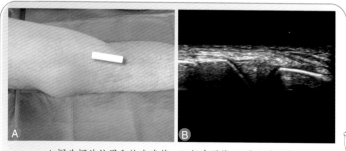

A.探头摆放位置和检查姿势；B.超声图像。*内侧半月板

图5-7 膝内侧区长轴（2）

鹅足腱：探头于胫骨前内侧斜切，显示鹅足腱（为缝匠肌、股薄肌、半腱肌联合腱）及其滑囊，该滑囊正常不显示，当发生病理改变时可出现滑囊积液（图5-8）。

3.膝外侧区的扫查

患者膝关节伸直内旋或身体侧卧，膝关节外侧朝上，检查的内容主要有髂胫束、股二头肌、外侧副韧带、外侧半月板。检查外侧时，可以利用一些骨性标志进行定位，比如胫骨的Gerdy结节和股骨外侧髁的腘肌沟等。

髂胫束：探头置于Gerdy结节，可显示附着于Gerdy结节的髂胫束，图像为呈较高回声的纤维状结构（图5-9）。

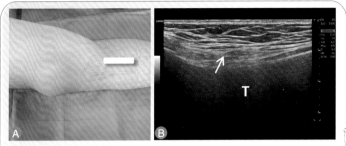

A.探头摆放位置和检查姿势；B.超声图像。T：胫骨；箭头：鹅足腱

图5-8 膝内侧区长轴

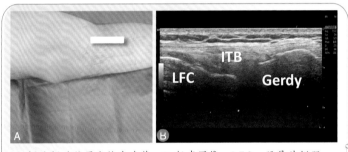

A.探头摆放位置和检查姿势；B.超声图像。LFC：股骨外侧髁；Gerdy：胫骨Gerdy结节；ITB：髂胫束

图5-9 膝外侧区髂胫束长轴

股二头肌肌腱、外侧副韧带及外侧半月板：股二头肌肌腱、外侧副韧带均附着于腓骨头，两者呈"V"字形排列，膝外侧副韧带偏前，呈带状等回声，股二头肌偏后，腓骨头附着处回声稍欠均匀，与其各向异性有关（图5-10～图5-12）。

4.膝后侧区的扫查

膝关节后侧主要是腘窝结构，患者可取俯卧位，踝部垫一小枕头，检查内容包括腘动脉、腘静脉、胫神经、腓肠肌内侧头–半腱肌滑囊及内侧半月板的后内侧、后交叉韧带（图5-13～图5-15）。

腓肠肌内侧头–半膜肌滑囊：位于腓肠肌内侧头与半膜肌肌腱中间，正常情况下有少量滑液、异常扩张时易形成Baker囊肿。

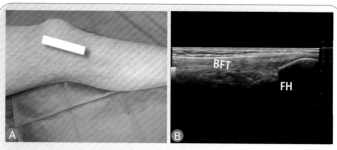

A.探头摆放位置和检查姿势；B.超声图像。FH：腓骨头；BFT：股二头肌肌腱

图5-10　膝外侧区股二头肌肌腱长轴

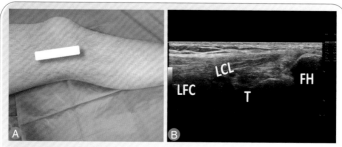

A.探头摆放位置和检查姿势；B.超声图像。LFC：股骨外侧髁；T：胫骨；FH：腓骨头；LCL：外侧副韧带

图5-11　膝外侧区外侧副韧带长轴

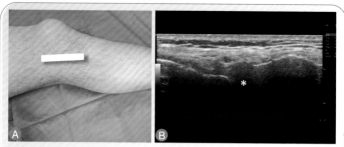

A.探头摆放位置和检查姿势；B.超声图像。*外侧半月板

图5-12　膝外侧区外侧半月板长轴

内侧半月板的后内侧：探头在膝后内侧矢状切，在胫骨半膜肌肌腱沟的上方，可显示内侧半月板的后内侧，呈倒三角形的高回声，是半月板撕裂的好发部位。

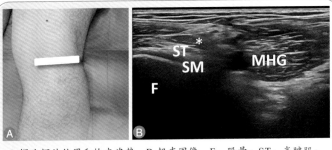

A.探头摆放位置和检查姿势；B.超声图像。F：股骨；ST：半腱肌；
SM：半膜肌；MHG：腓肠肌内侧头；*Baker滑囊

图5-13　膝后侧区Baker滑囊短轴

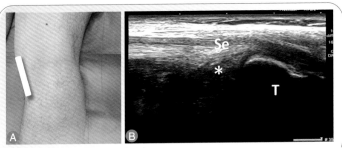

A.探头摆放位置和检查姿势；B.超声图像。T：胫骨；Se：半膜肌肌
腱；*内侧半月板

图5-14　膝后侧区内侧半月板

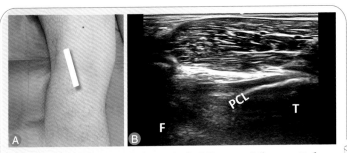

A.探头摆放位置和检查姿势；B.超声图像。F：股骨，T：胫骨；
PCL：后交叉韧带

图5-15　膝后侧区后交叉韧带

后交叉韧带：将探头放置于腘窝中线，向内侧旋转30°，正
常的后交叉韧带呈带状低回声。

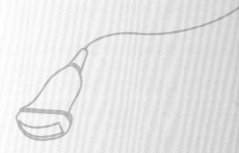

第六章
踝关节的超声检查

\>>>>>>>>>>>>>>>>>>>>>>>

码上看视频
\>>>>>>>>>>>>>>>>>>>

一、踝关节解剖

1.踝后部

跟腱：由小腿三头肌构成，止于跟骨结节。跟腱无腱鞘，保护装置包括前方的脂肪垫及跟腱前后滑囊。

2.踝外侧

距腓前韧带：起自外踝，向前止于距骨颈，菲薄，最易受伤。

跟腓韧带：起自外踝，向下止于跟骨。

腓骨长肌肌腱和腓骨短肌肌腱绕过外踝后方，长肌肌腱位于外侧，止于内侧楔骨和第一跖骨底；短肌肌腱位于内侧，止于第5跖骨粗隆。

腓肠皮神经支配小腿后外侧和外踝、足外侧的皮肤感觉，在小腿的外下1/3走行于皮下，与小隐静脉伴行。

3.踝内侧

三角韧带：起自内踝，向下呈扇形展开，止于足舟骨、跟骨及距骨，分别称为胫舟部、胫跟部、胫距部，坚韧不易损伤。

内踝后方肌腱由前向后分别为胫骨后肌肌腱（主要止于足舟骨）、趾长屈肌肌腱（止于第2～5趾骨）、拇长屈肌肌腱（止于拇趾）。趾长屈肌肌腱和拇长屈肌肌腱之间有血管神经束，包括胫后动、静脉和胫神经。

4.踝前部

下胫腓前韧带：位于外踝上内侧，在远端胫骨和腓骨之间。

踝前部的肌腱自内向外分别为胫骨前肌肌腱（止于内侧楔骨和第1跖骨底）、趾长伸肌肌腱（止于第2～5趾骨）、拇长伸肌肌腱（止于拇趾）。趾长伸肌肌腱和拇长伸肌肌腱之间有血管神经束，包括胫前动、静脉和腓深神经。

5.足底

足底跖筋膜起自跟骨结节，向前止于趾骨。其跟骨附着处较窄，远端较宽。

> **附：解剖记忆口诀**
>
> 腓肌肌腱绕外踝，屈肌肌腱绕内踝，伸肌肌腱在足背，屈肌肌腱藏足底，胫前胫后在哪里？内踝前后找找齐。
>
> 距腓前，距腓前，最易损伤距腓前；内三角，内三角，坚忍不拔内三角。血管神经哪里找？拇长趾长中间扫。

二、踝关节的扫查技术

探头选择高频线阵探头，探头频率在10 MHz左右。

被检查者一般取坐位，依次扫查踝前区、踝内侧区、踝外侧区和踝后区。需要注意的是，踝关节的很多病变在韧带，韧带显示要注意体位，靠前的韧带包括距腓前韧带和胫舟韧带，踝关节要跖屈；靠后的韧带包括跟腓韧带和胫距韧带，踝关节要背屈。

扫查肌腱时要注意侧动探头避免各向异性。扫查范围应起自肌腱肌腹移行处，下至肌腱止点处。注意肌腱的连续性及周围有无积液。注意双侧对比。

1.踝后部

患者取俯卧位，足悬于检查床外，探头纵向放置在跟骨结节处，即可显示跟腱长轴切面：跟腱显示为粗细均匀、纤维带状结构，在跟骨附着处呈鸟嘴样改变，同时应注意侧动探头避免各向异性。扫查范围要从跟骨结节附着处一直向上扫查至肌腱肌腹移行处。长轴扫查完毕探头旋转90°进行短轴扫查。在踝后部不仅要观察跟腱，还要注意对跟腱周围结构的观察，如跟腱前方的脂肪垫、跟腱前滑囊。在正常情况下，跟腱前滑囊有少量积液（图6-1、图6-2）。

2.踝外侧

踝外侧扫查包括距腓前韧带、跟腓韧带、腓骨长短腱。

距腓前韧带：患者取仰卧位，屈膝、踝关节跖屈、轻微内翻，使韧带处于应力位。探头一端置于外踝尖处，另一端向前置于距骨，使探头与床面平行。在外踝和距骨颈之间呈纤维带状的结构即为距腓前韧带。在正常情况下，其深方可以看到少量的关节腔积液（图6-3）。

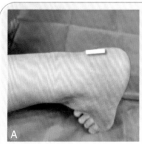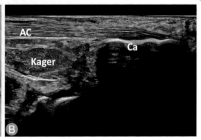

A.探头摆放位置和检查姿势；B.超声图像。Ca：跟骨；AC：跟腱；Kager：Kager脂肪垫

图6-1 跟腱长轴

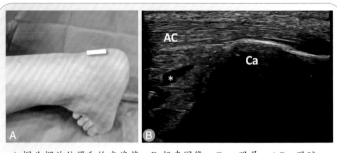

A.探头摆放位置和检查姿势；B.超声图像。Ca：跟骨；AC：跟腱；
*跟腱前滑囊

图6-2 跟腱前滑囊

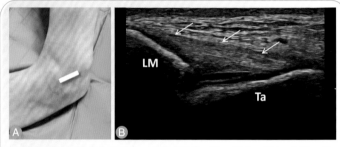

A.探头摆放位置和检查姿势；B.超声图像。Ta：距骨；LM：外踝；长
箭头：距腓前韧带

图6-3 距腓前韧带长轴

　　跟腓韧带：患者取仰卧位，屈膝，踝关节背屈，使韧带处于
应力位。探头一端置于外踝尖处，另一端向下置于跟骨，使探头
与床面垂直。先找到腓骨肌肌腱短轴切面，在其深方呈纤维带状
的结构即为跟腓韧带（图6-4）。

　　腓骨长短肌肌腱：探头一端置于外踝尖处，另一端斜向后横
断扫查，即可显示腓骨长短肌肌腱的短轴切面，其中腓骨短肌肌
腱位于内侧更贴近外踝的骨面，长肌肌腱位于外侧。腓骨肌肌腱
在外踝水平走行迂曲，因此扫查时应注意侧动探头避免各向异
性。在外踝处腓骨长、短肌肌腱共用一个腱鞘，正常时可有少量
积液，深度一般不超过3 mm。在腓骨肌滑车以下水平，腓骨长、
短肌肌腱有各自的腱鞘。当怀疑肌腱脱位或腱鞘内脱位时，可在
踝关节背屈外翻时实时观察肌腱的运动。检查时探头不要过度加
压，避免遮挡肌腱脱位（图6-5）。

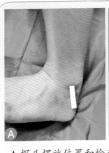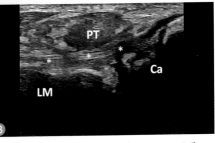

A.探头摆放位置和检查姿势；B.超声图像。LM：外踝；Ca：跟骨；PT：腓骨肌肌腱（由于各向异性伪像呈低回声）；*跟腓韧带

图6-4 跟腓韧带长轴

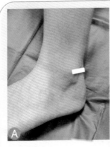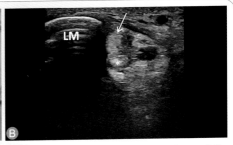

A.探头摆放位置和检查姿势；B.超声图像。LM：外踝；长箭头：腓骨长肌肌腱；*腓骨短肌肌腱

图6-5 踝外侧肌肌腱横切面

3.踝内侧

踝内侧扫查包括三角韧带、踝内侧肌肌腱（胫后肌肌腱、趾长屈肌肌腱、踇长屈肌肌腱）。

三角韧带：超声能显示的区域是其浅层，包括胫舟韧带、胫跟韧带和胫距韧带。

胫舟韧带：是三角韧带浅层的前部。检查时患者取仰卧位，屈膝，踝关节跖屈，探头一端置于内踝尖处，一端置于足舟骨粗隆，这2处骨性标志都可在体表扪及，它们之间的纤维带状结构即是胫舟韧带（图6-6）。

胫跟韧带：是三角韧带浅层的中部。患者取仰卧位，屈膝，足平放在检查床上，探头一端置于内踝尖处，另一端向下，使探头与床面垂直。先显示呈圆弧形强回声的跟骨载距突。跟骨载距突在体表的投影位于内踝下一横指处。内踝尖与跟骨载距突之间的纤维带状结构就是胫跟韧带（图6-7）。

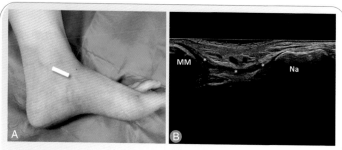

A.探头摆放位置和检查姿势；B.超声图像。Na：舟骨；MM：内踝；
*胫舟韧带

图6-6 胫舟韧带长轴

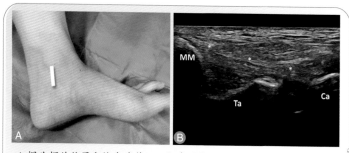

A.探头摆放位置和检查姿势；B.超声图像。MM：内踝；Ta：距骨；
Ca：跟骨；*胫跟韧带

图6-7 胫跟韧带长轴

　　胫距韧带：是三角韧带浅层的后部。患者取仰卧位，屈膝，
踝关节背屈，探头一端置于内踝尖处，一端斜向后扫查，内踝尖
与距骨之间的纤维状结构就是胫距韧带（图6-8）。

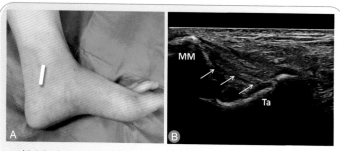

A.探头摆放位置和检查姿势；B.超声图像。Ta：距骨；MM：内踝；长
箭头：胫距韧带

图6-8 胫距韧带长轴

检查踝内侧肌肌腱时，探头一端置于内踝尖处，另一端斜向后横断扫查。该切面从前向后显示胫后肌肌腱、趾长屈肌肌腱、踇长屈肌肌腱，其中最粗大的是最前面的胫后肌肌腱，正常情况下其腱鞘内可见少量积液，深度一般不超过3 mm。有时踇长屈肌肌腱不能和其他肌腱在同一切面显示，探头可以向后移动，加压，同时嘱患者屈曲脚趾，即可显示踇长屈肌肌腱。由于胫后肌肌腱有多个止点，远端肌腱呈扇形散开，检查时容易出现各向异性伪像，切勿诊断为肌腱病。胫后肌肌腱主要止于足舟骨粗隆，近止点处肌腱内有时可见一强回声，直径为2～3 mm，与舟骨之间有较宽的距离，为胫后肌肌腱内籽骨，又称为副舟骨Ⅰ型。在趾长屈肌肌腱和踇长屈肌肌腱之间可以看到胫后动脉、胫后静脉及呈"筛网"状的胫神经（图6-9、图6-10）。

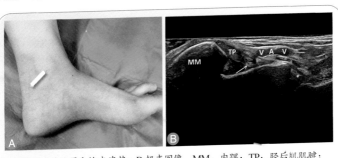

A.探头摆放位置和检查姿势；B.超声图像。MM：内踝；TP：胫后肌肌腱；长箭头：趾长屈肌肌腱；*踇长屈肌肌腱；V：胫后静脉；A：胫后动脉

图6-9 踝内侧肌肌腱横切面

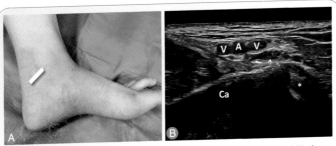

A.探头摆放位置和检查姿势；B.超声图像。Ca：跟骨；V：胫后静脉；A：胫后动脉；短箭头：胫神经；*踇长屈肌肌腱

图6-10 踝内侧血管神经束

4.踝前部

踝前部扫查包括胫距关节前隐窝、下胫腓前韧带、踝前部肌

腱（胫前肌肌腱、踇长伸肌肌腱、趾长伸肌肌腱）。

胫距关节前隐窝：患者取仰卧位，屈膝，足平放在检查床上，探头纵向放在踝背侧中线。正常情况下隐窝可见少量积液，深度小于3 mm。扫查前隐窝时要注意向内向外移动探头，结合长短轴扫查，对前隐窝进行全面评估。此切面可同时显示覆盖距骨滑车处的软骨，正常关节透明软骨显示为极低回声的带状结构，注意关节软骨内有无晶体沉积（图6-11）。

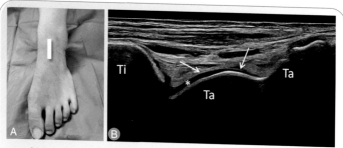

A.探头摆放位置和检查姿势；B.超声图像。Ti：胫骨；Ta：距骨；
*距骨的关节软骨；长箭头：胫距关节前隐窝

图6-11　胫距关节前隐窝

踝前部肌腱：探头横向放置在踝前部。该切面从内向外显示胫前肌肌腱、踇长伸肌肌腱、趾长伸肌肌腱，其中最粗大的是胫前肌肌腱，直径是前部其他肌腱的2倍。部分胫前肌肌腱止于内侧楔骨，在肌腱和内侧楔骨之间有滑囊，扫查时需注意其有无扩张。此切面可同时显示踝前部的血管神经束：在踇长伸肌肌腱和趾长伸肌肌腱之间的胫前动静脉和呈"筛网"状的腓深神经（图6-12～图6-14）。

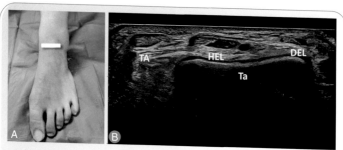

A.探头摆放位置和检查姿势；B.超声图像。TA：胫前肌肌腱；HEL：
踇长伸肌肌腱；DEL：趾长伸肌肌腱；Ta：距骨

图6-12　踝前部肌腱横切面

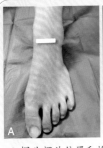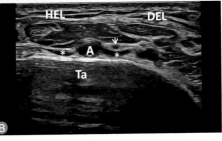

A.探头摆放位置和检查姿势；B.超声图像。HEL：姆长伸肌肌腱；DEL：趾长伸肌肌腱；Ta：距骨；A：胫前动脉；*胫前静脉；短箭头：腓深神经

图6-13 踝前部血管神经束

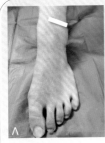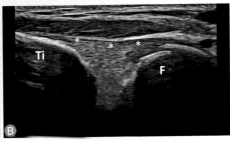

A.探头摆放位置和检查姿势；B.超声图像。Ti：胫骨；F：腓骨；*下胫腓前韧带

图6-14 下胫腓前韧带长轴

下胫腓前韧带：患者取仰卧位，屈膝，足平放在检查床上，探头一端置于外踝尖处，另一端轻微斜向上10°左右，即可显示胫骨与腓骨之间呈纤维带状结构的下胫腓前韧带。

5.足底

足底主要观察跖筋膜。患者取俯卧位，足悬于检查床外，探头纵向放在足底中线。正常的跖筋膜呈纤维带状，位于足底脂肪垫的深部，附着在跟骨结节上。其近端窄、厚，厚度为3～4 mm，向远端走行，逐渐变宽、变薄，止于跖骨头。跖筋膜的观察重点是跟骨结节附着处及足底中1/3内侧（图6-15）。

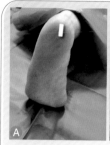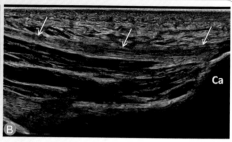

A.探头摆放位置和检查姿势；B.超声图像。Ca：跟骨；长箭头：跖筋膜

图6-15　跖筋膜长轴

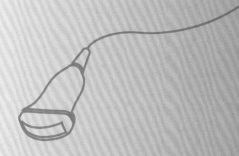

第七章
周围神经的超声检查

>>>>>>>>>>>>>>>>>>>>>>>>>

码上看视频
>>>>>>>>>>>>>>>>>>>>>

一、概述

超声诊断在神经病变方面的应用起始于20世纪80年代，1985年Solbiati等首次报道运用超声观察神经，对9例声音嘶哑的患者运用超声检查了甲状腺后方的喉返神经，获得了满意的检查结果；1988年Fornage等开始应用超声诊断周围神经病变。

通过超声观察周围神经的位置、走行和声像图表现等，判断神经有无部分或完全断裂，有无卡压、肿胀、粘连、肿块或位置异常等，明确创伤性周围神经损伤的部位和程度，了解周围神经卡压的可能病因等。

二、周围神经解剖

周围神经是指与脑相连的脑神经和与脊髓相连的脊神经，以及与脑神经和脊神经相连的内脏神经的周围部。根据分布的对象不同可分为躯体神经和内脏神经：躯体神经分布于体表、骨、关节和骨骼肌；内脏神经分布于内脏、心血管、平滑肌和腺体。

周围神经的神经元胞体集聚处构成神经节，神经纤维集聚在一起形成神经束，一条神经内的若干神经束在神经全程中常反复编排、组合。包绕在每条神经外面的结缔组织称为神经外膜，神经外膜深入神经包绕神经束形成神经束膜，在每根神经纤维外面有神经内膜包绕。

1.上肢主要神经的解剖

上肢主要的神经包括臂丛神经、正中神经、尺神经和桡神经等。上述神经的解剖要点（表7-1）。

表7-1　上肢主要神经解剖及超声探查体位

神经	起源	观察部位	体位	位置	支配范围
臂丛神经	源自 $C_5 \sim T_1$ 神经根	椎旁区水平	仰卧位，头偏向对侧	$C_5 \sim T_1$ 颈神经根的起始部	主要支配上肢、肩背、胸部的感觉和运动
		肌间沟水平	仰卧位，头偏向对侧	前、中斜角肌之间的斜角肌间隙内	
		锁骨上水平	仰卧位，头中位或者偏对侧	锁骨下动脉外侧	
		锁骨下水平	仰卧位，头中位或者稍偏向对侧	相当于喙突下 2 cm，腋动脉和腋静脉周围	
		腋窝区水平	仰卧位，上臂外展 90°	腋动脉和腋静脉周围	

续表

神经	起源	观察部位	体位	位置	支配范围
正中神经	源自 C₆ ~ T₁ 神经根，由臂丛神经内、外侧束部分神经纤维共同组成	上臂水平	仰卧位或坐位，上臂伸直	肱二头肌内侧沟，在上段位于肱动脉浅侧，继续往下走行在肱动脉内侧	主要支配前臂屈肌
		肘前部水平	仰卧位或坐位，肘部伸直	旋前圆肌肱骨、尺骨头之间，指浅屈肌肌腱弓深方	主要支配旋前圆肌、掌长肌、桡侧腕屈肌
		前臂水平	仰卧位或坐位，前臂伸直	指浅屈肌和指深屈肌之间；骨间前神经位于骨间膜浅层，与骨间前动、静脉伴行	主要支配旋前圆肌、掌长肌、桡侧腕屈肌、指浅腕屈肌；骨间前神经主要支配拇长屈肌、部分指深屈肌、旋前方肌
		腕部水平	仰卧位或坐位，腕部伸直	屈肌支持带下方，2、3 指屈肌肌腱之间、拇长屈肌肌腱的内侧	主要支配大鱼际肌、1 ~ 2 蚓状肌；桡侧 3 个半掌面、远节手指背面感觉
尺神经	源自 C₈ 和 T₁ 神经根，发自臂丛神经内侧束	肘管水平	仰卧位或坐位，上臂外展、外旋	上臂肱骨内上髁远端的尺神经沟内，浅层是肘管支持带；向下走行于尺侧腕屈肌肱、尺骨头之间的弓状韧带深方	主要支配尺侧腕屈肌、尺侧 1 个半手指感觉
		前臂水平	仰卧位或坐位，上臂伸直	尺侧腕屈肌及指深屈肌之间，与尺动、静脉伴行	主要支配尺侧腕屈肌、指深屈肌尺侧半
		腕尺管水平	仰卧位或坐位，上臂伸直	腕关节尺侧 Guyon 管内，尺侧腕屈肌腱及尺动脉尺侧，屈肌支持带浅方，上方是腕掌侧韧带	主要支配小鱼际肌、骨间肌、3 ~ 4 蚓状肌；掌面尺侧一个半、背面尺侧两个半手指感觉
桡神经	源自 C₅ ~ C₈ 神经根，发自臂丛神经后束	桡神经沟水平	侧卧位或坐位，上臂内收，暴露后外侧	肱骨螺旋沟内，紧贴肱骨面，穿外侧肌间隔后，走行于肱肌和肱桡肌之间	主要支配肱三头肌、肱肌外侧部、肱桡肌、前臂浅层伸肌
		前臂外上水平	仰卧位或坐位，肘部伸直	骨间背侧神经于旋后肌深、浅两层之间进入 Frohse 弓，穿过旋后肌走向后间隙	主要支配旋后肌、前臂深层伸肌
		前臂水平	仰卧位或坐位，上臂伸直	桡神经浅支位于肱桡肌与桡侧腕长伸肌之间，于前臂远端穿出前臂筋膜至皮下	主要支配前臂和手背桡侧以及桡侧 2 个半手指近节背面皮肤的感觉

2.下肢主要神经的解剖

下肢主要的神经包括股神经、隐神经、股外侧皮神经、坐骨神经、胫神经和腓神经等。上述神经的解剖要点见表7-2。

表7-2　下肢主要神经解剖及超声探查体位

神经	起源	观察部位	体位	位置	支配范围
股神经	源自腰、骶丛	腹股沟水平	仰卧位，下肢伸直	在髂窝内走行于髂腰肌间隙内，主干粗短；在腹股沟水平，位于股动脉外侧，并立即分成多条肌支和皮支	主要支股四头肌、缝匠肌、耻骨肌及股前内侧区的皮肤
隐神经	股神经最长的皮神经分支	大腿中段及小腿	仰卧位，腿部外旋	在股三角内伴股动脉外侧，在收肌管下端行于缝匠肌和股薄肌之间；在膝关节内侧穿深筋膜，伴大隐静脉下行	主要支配腿部内侧及足内侧缘的皮肤
股外侧皮神经	源自腰丛L_2、L_3神经前支后段	腹股沟水平	仰卧位，充分暴露腹股沟区	沿腰大肌外斜向外下走行，于髂前上棘下方5～10 cm处穿出深筋膜，位于阔筋膜张肌和缝匠肌之间的肌间隙内	主要支配大腿外侧面、臀区外侧皮肤
坐骨神经	源自腰、骶丛	臀区	俯卧位，充分暴露臀部	由梨状肌下孔出骨盆到臀部，在臀大肌深面向下行，梨状肌前方，闭孔内肌、股方肌和大收肌的后面	主要支配腘绳肌、大收肌
		大腿后区	俯卧位，充分暴露大腿后部	位于大收肌与股二头肌之间，下行至腘窝上角	主要支配腘绳肌、大收肌
胫神经	坐骨神经的粗大分支	腘窝区	俯卧位，充分暴露腘窝	位于腘窝最浅面，沿中线下行至腓肠肌下缘比目鱼肌肌腱弓，进入小腿后区	主要支配腘窝附近肌肉和膝关节
		小腿后区	俯卧位或坐位，充分暴露小腿后部	与胫后血管伴行，于小腿后群深肌、浅肌之间下行至内踝	主要支配小腿后肌群，皮支（腓肠内侧皮神经）分布于小腿后面皮肤
		内踝区	坐位，充分暴露内踝	伴胫后动、静脉在内踝和跟骨内侧壁之间的间隙内、屈肌支持带的深面，此处即踝管	主要支配足底、足跟皮肤

续表

神经	起源	观察部位	体位	位置	支配范围
腓神经	坐骨神经的另一终末支	腓总神经	坐位，充分暴露腘窝和膝关节外侧	自腘窝上角，沿股二头肌肌腱内侧缘行向外下，越过腓肠肌外侧头表面，至腓骨头下方，绕腓骨颈，在腓骨颈处紧贴骨面	主要支配股二头肌、胫骨前肌及膝关节、上胫腓关节
		腓深神经	坐位，充分暴露小腿	在胫骨前肌和趾长伸肌间，后在胫骨前肌与踇长伸肌之间下行至足背，与胫前血管伴行	主要支配小腿前肌、足背肌及1、2趾相对的足背皮肤
		腓浅神经	坐位，充分暴露小腿外侧	下行于腓骨长、短肌之间，在小腿中、下1/3交界处穿筋膜浅出为皮支	主要支配腓骨长、短肌及小腿外侧、足背皮肤

三、周围神经的扫查方法和正常声像图

一般使用10～15 MHz高频线阵探头，探头频率越高，束状结构越清晰；解剖位置较深时，可以选用3～5 MHz的低频凸阵探头。沿神经短轴进行连续扫查，然后再做神经的长轴检查，并适当运用能量多普勒超声观察神经内部及周围的血流情况。注意与周围肌肉、肌腱、血管相鉴别。四肢的周围神经超声探测推荐首先在相对固定的解剖学位置识别神经后，再向目标区域移动，因此认识和掌握周围神经的超声解剖是检查的基础。

周围神经的超声图像长轴显示为细长的、多层平行的、线状低回声结构，与神经束相关，走行于神经内，被不连续的强回声线分隔；短轴显示为蜂房样结构，点状低回声镶嵌于高回声背景之中，低回声结构与神经束相关，高回声结构与神经束膜相关（图7-1）。

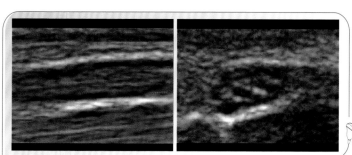

图7-1　神经长轴及短轴

1.臂丛神经扫查方法和正常声像图

臂丛神经扫查时，根据其走行，将其分为椎旁区、肌间沟区、锁骨上区、锁骨下区和腋窝区，依次对应臂丛神经的"根、干、股、束、支"结构。检查者应遵循一定顺序进行扫查，嘱被检查者摆出不同体位以便更好地显示目标结构。

（1）椎旁区水平

位置较深，超声不易探查。各神经根的定位通常根据颈椎横突的形态等判断。颈椎横突末端通常有前结节和后结节，超声上显示为前、后两个呈结节状的强回声结构，后方伴声影，神经根短轴呈低回声，位于前结节、后结节之间；而C_7的颈椎横突无前结节，仅有后结节，根据此特征可确定为C_7和相应的C_7神经根，位于C_7后结节前方，短轴显示为类圆形低回声结构。其他神经根可依次向上、向下确定。横切面定位各颈神经根后，探头旋转90°纵切扫查（图7-2）。

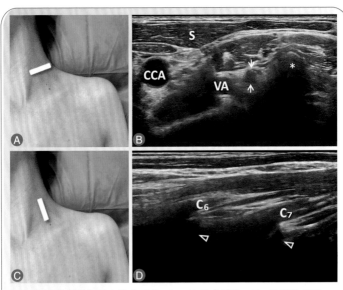

A、C.探头摆放位置和检查姿势；B、D.超声图像。S：胸锁乳突肌；CCA：颈总动脉；VA：椎动脉；C_6、C_7：神经根；短箭头：C_7神经根；空心箭头：颈椎关节突；*颈椎横突后结节

图7-2　臂丛神经椎旁水平短轴及长轴

（2）肌间沟水平

主要显示臂丛神经的上干、中干、下干结构。C_5、C_6组成

上干，C$_7$组成中干，C$_8$、T$_1$组成下干。探头斜横切放在颈部外侧，于前斜角肌横切面的后方，中间斜角肌横切面的前方，臂丛神经显示为数个类圆形的低回声，长轴显示为低回声带状结构。同一切面无法同时显示上干、中干、下干时，需动态观察（图7-3）。

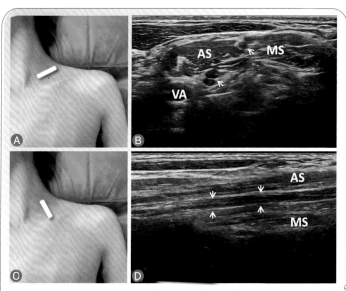

A、C.探头摆放位置和检查姿势；B、D.超声图像。AS：前斜角肌；MS：中间斜角肌；VA：椎动脉；短箭头：臂丛神经干

图7-3 臂丛神经肌间沟水平短轴及长轴

（3）锁骨上水平

显示臂丛神经的"股"结构，此时，上干、中干、下干分别分成前股和后股。首先确定锁骨下动脉的横切面，在其外侧可清晰显示锁骨上区臂丛神经，超声呈一簇卵圆形低回声结构，无明显边界，注意与周围软组织回声相区别（图7-4）。

（4）锁骨下水平

显示臂丛神经的"束"结构，上干、中干的前股组成外侧束，下干的前股组成内侧束，上干、中干、下干的后股组成后束。于喙突下2 cm处，横切面定位腋动脉和腋静脉，其周围显示外侧束位于腋动脉的外侧，内侧束位于腋动脉与腋静脉之间，后束位于腋动脉的深方（图7-5）。

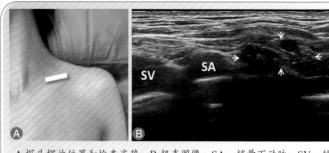

A.探头摆放位置和检查姿势；B.超声图像。SA：锁骨下动脉；SV：锁骨下静脉；短箭头：臂丛神经股

图7-4　臂丛神经锁骨上水平短轴

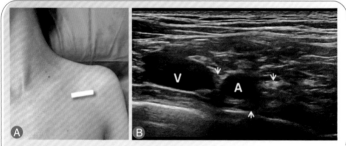

A.探头摆放位置和检查姿势；B.超声图像。A：腋动脉；V：腋静脉；短箭头：臂丛神经内侧束、外侧束、后束

图7-5　臂丛神经锁骨下水平短轴

（5）腋窝区水平

显示臂丛神经的"支"，外侧束和内侧束的部分神经纤维组成正中神经，同时外侧束发出肌皮神经，内侧束发出尺神经，后束发出桡神经和腋神经。于腋窝定位腋动脉和腋静脉后，正中神经位于腋动脉的外上方，尺神经位于腋动脉与腋静脉之间，桡神经位于腋动脉的后方（图7-6）。

2.正中神经扫查方法和正常声像图

正中神经扫查时，根据其走行，将其分为上臂水平、肘前部水平、前臂水平、腕部水平。

（1）上臂水平

正中神经在上臂没有分支，探头横切放置于上臂内侧，于肱二头肌内侧沟可见其"筛网"状结构，位于肱动脉浅侧，继续往下走行，在上臂下端则位于肱动脉内侧；探头旋转90°可显示其长轴切面（图7-7）。

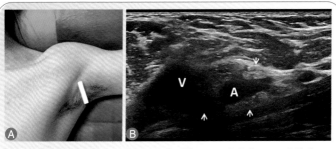

A.探头摆放位置和检查姿势；B.超声图像。A：腋动脉；V：腋静脉；
短箭头：正中神经、尺神经、桡神经

图7-6　臂丛神经腋窝水平短轴

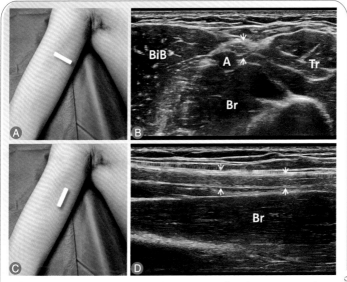

A、C.探头摆放位置和检查姿势；B、D.超声图像。A：肱动脉；
Br：肱桡肌；BiB：肱二头肌；Tr：肱三头肌；短箭头：正中神经

图7-7　正中神经上臂水平短轴及长轴

（2）肘前部水平

在肘前部，正中神经位置表浅，探头横切于肱动脉的内侧可见其短轴呈"筛网"状结构。继而向下，穿过旋前圆肌，往深部走行，到达指浅屈肌肌腱弓的深方。在这里，我们要注意观察正中神经在旋前圆肌入口处及浅屈肌肌腱弓深部有无卡压病变所引起的相应临床症状；探头旋转90° 可显示其长轴切面（图7-8）。

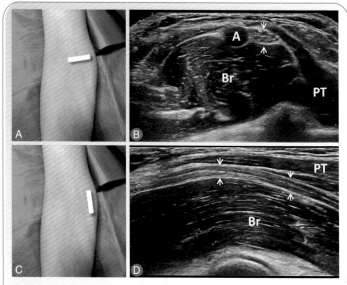

A、C.探头摆放位置和检查姿势；B、D.超声图像。A：肱动脉；
Br：肱桡肌；PT：旋前圆肌；短箭头：正中神经

图7-8　正中神经肘前部水平短轴及长轴

（3）前臂水平

在前臂中段，探头横切可见正中神经为"筛网"状结构，位于指浅屈肌和指深屈肌之间；探头旋转90°可显示其长轴切面（图7-9）。另外，在正中神经进入旋前圆肌后，在其尺骨头水平发出骨间前神经，该神经在前臂中下段位于骨间膜浅层，探头横切于此处，可见位于骨间膜浅层的骨间前神经为圆形或椭圆形低回声短轴结构，与骨间前动、静脉伴行（图7-10）。

（4）腕部水平

在腕部，正中神经穿过屈肌支持带下方进入腕管。腕部横切面扫查，于屈肌支持带下方，第2、3指屈肌肌腱与拇长屈肌肌腱之间可见正中神经为椭圆形"筛网"状结构。通常我们会在腕管入口（屈肌支持带近端、豌豆骨水平）及腕管出口（钩状骨水平）观察正中神经。探头旋转90°可显示其长轴切面，内部可见多条低回声的神经束，以及神经束之间呈细线状高回声的神经束膜（图7-11）。

3.尺神经扫查方法和正常声像图

尺神经扫查时，根据其走行，将其分为肘管水平、前臂水平、腕尺管水平。

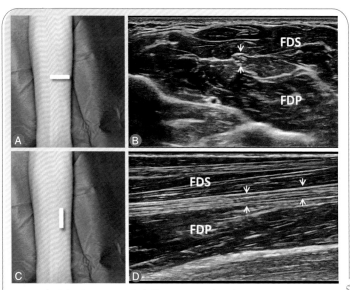

A、C.探头摆放位置和检查姿势；B、D.超声图像。FDS：指浅屈肌；FDP：指深屈肌；短箭头：正中神经

图7-9 正中神经前臂水平短轴及长轴

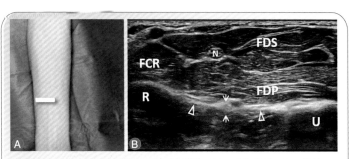

A.探头摆放位置和检查姿势；B.超声图像。N：正中神经；R：桡骨；U：尺骨；FCR：桡侧腕屈肌肌腱；FDS：指浅屈肌；FDP：指深屈肌；短箭头：骨间前神经；空心箭头：骨间膜

图7-10 骨间前神经短轴

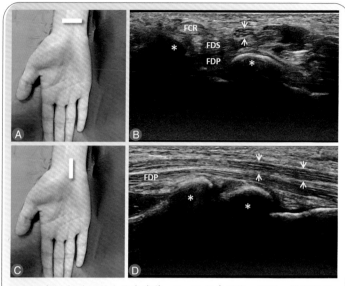

A、C.探头摆放位置和检查姿势；B、D.超声图像。FCR：桡侧腕屈肌；FDS：指浅屈肌；FDP：指深屈肌；短箭头：正中神经；*腕骨

图7-11 正中神经腕部水平短轴及长轴

（1）肘管水平

肘管水平尺神经走行于尺神经沟内。在肘部内后方，探头横切放置在肱骨内上髁与尺骨鹰嘴之间，尺神经为邻近肱骨内上髁的"筛网"状低回声结构，向上平移探头，可见其在上臂后方穿内侧肌间隔后，向下绕行至肱骨内上髁进入尺神经沟；探头旋转90°可显示其长轴切面。尺神经沟浅层是肘管支持带，动态观察可确定有无尺神经脱位（图7-12）。

（2）前臂水平

在前臂，尺神经走行于尺侧腕屈肌及指深屈肌之间，探头横切放置在前臂内侧，可见位于尺动脉、尺静脉旁的尺神经短轴为"筛网"状低回声结构；探头旋转90°可显示其长轴切面（图7-13）。

（3）腕尺管水平

在腕部，尺神经位于Guyon管内。探头横切放置在腕部偏尺侧，可显示尺动脉旁的尺神经短轴为"筛网"状低回声结构，其桡侧是尺动脉，尺侧邻近钩状骨，浅层是腕掌侧韧带，下方是屈肌支持带（图7-14）；探头旋转90°可显示其长轴切面。

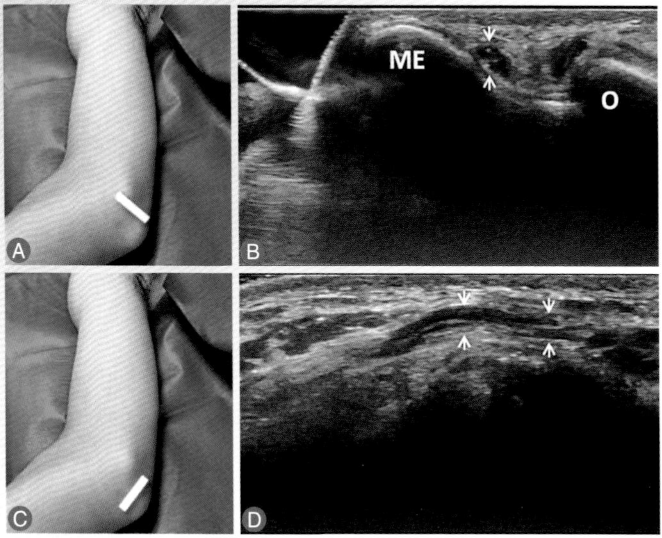

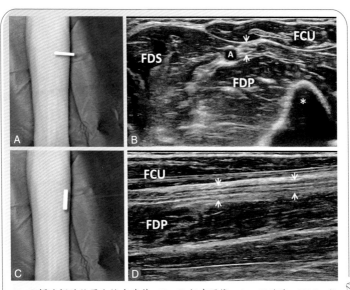

A、C.探头摆放位置和检查姿势；B、D.超声图像。ME：肱骨内上髁；
O：尺骨鹰嘴；短箭头：尺神经

图7-12　尺神经肘管水平短轴及长轴

A、C.探头摆放位置和检查姿势；B、D.超声图像。A：尺动脉；FDS：指
浅屈肌；FDP：指深屈肌；FCU：尺侧腕屈肌；短箭头：尺神经；*尺骨

图7-13　尺神经前臂水平短轴及长轴

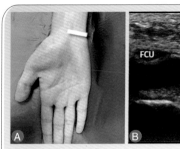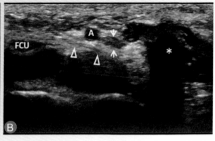

A.探头摆放位置和检查姿势；B.超声图像。A：尺动脉；FCU：尺侧腕
屈肌；短箭头：尺神经；空心箭头：屈肌支持带；*钩状骨

图7-14　尺神经腕尺管水平短轴

4.桡神经扫查方法和正常声像图

桡神经扫查时，根据其走行，将其分为桡神经沟水平、前臂外上水平、前臂水平。

（1）桡神经沟水平

此处可检查桡神经主干，探头横切放在上臂中段后外侧，肱骨横切面显示为弧形强回声，桡神经位于浅侧，呈圆形或椭圆形低回声结构；探头旋转90°可显示其长轴切面（图7-15）。

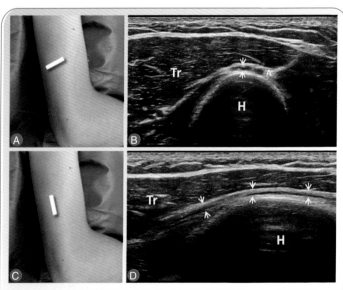

A、C.探头摆放位置和检查姿势；B、D.超声图像。A：肱深动脉；
Tr：肱三头肌；H：肱骨；短箭头：桡神经

图7-15　桡神经在桡神经沟水平短轴及长轴

（2）前臂外上水平

桡神经在桡骨头水平分为深、浅两支。探头横切放置在前臂外上，连续扫查显示桡神经分叉后，其深支即骨间背侧神经在前臂外侧，旋后肌深、浅两层之间呈细小点状低回声结构；探头旋转90°可显示其长轴切面（图7-16）。浅支沿前臂桡侧向下走行。

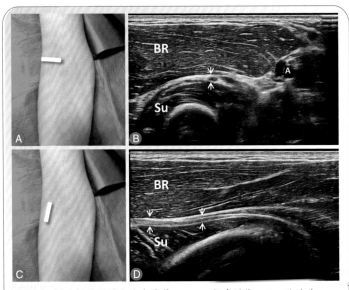

A、C.探头摆放位置和检查姿势；B、D.超声图像。A：肱动脉；BR：肱桡肌；Su：旋后肌；短箭头：桡神经深支

图7-16　桡神经前臂外上水平短轴及长轴

（3）前臂水平

在前臂，桡神经浅支位于肱桡肌与桡侧腕长伸肌之间，于前臂远段与桡动脉伴行。在此处横切面连续追踪扫查可动态观察桡神经浅支呈细小低回声结构，位于桡动脉旁；探头旋转90°可显示其长轴切面（图7-17）。

5.股神经扫查方法和正常声像图

充分暴露腹股沟区，探头横切放置在腹股沟韧带下方，显示股动脉的短轴，在其外侧髂筋膜的深部即可见股神经的"筛网"状结构；探头旋转90°可显示其长轴切面（图7-18）。

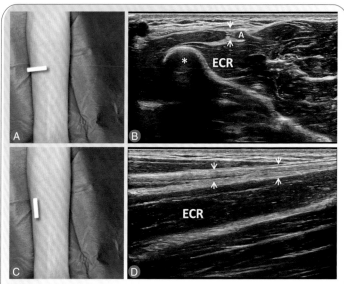

A、C.探头摆放位置和检查姿势；B、D.超声图像。A：桡动脉；
ECR：桡侧腕长伸肌；短箭头：桡神经浅支；*桡骨

图7-17　桡神经前臂水平短轴及长轴

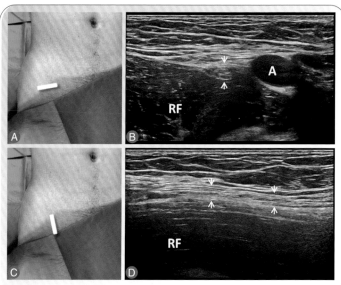

A、C.探头摆放位置和检查姿势；A：股动脉；
RF：股直肌；短箭头：股神经

图7-18　股神经腹股沟水平短轴及长轴

6.隐神经扫查方法和正常声像图

在大腿中段，探头横切连续追踪扫查显示股动脉短轴，其旁"筛网"状结构即为隐神经（图7-19）；探头旋转90°可显示其长轴切面。隐神经小腿段在大隐静脉周围横断扫查可见。

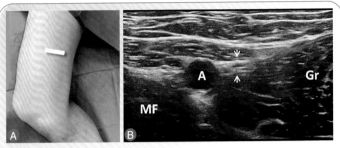

A.探头摆放位置和检查姿势；B.超声图像。A：股动脉；MF：股内侧肌；Gr：股薄肌；短箭头：隐神经

图7-19 隐神经短轴

7.股外侧皮神经扫查方法和正常声像图

充分暴露腹股沟区，探头置于腹股沟下方近2 cm处连续横切扫查，于阔筋膜张肌和缝匠肌之间的肌间隙内，可显示卵圆形的股外侧皮神经的短轴或者其数个分支，随后探头可沿其短轴做连续扫查；探头旋转90°可显示其长轴切面（图7-20）。

8.坐骨神经扫查方法和正常声像图

坐骨神经扫查时，根据其走行，将其分为臀区及大腿后区。肥胖者或解剖位置较深时，可以选用3~5 MHz的低频凸阵探头。

（1）臀区

探头横切置于坐骨结节和股骨大转子之间，可见坐骨神经横切面呈"筛网"状椭圆形结构；探头旋转90°可显示其长轴切面（图7-21）。向近段移动探头，连续动态扫查至坐骨大孔处，其浅方的肌肉即为梨状肌，深方为上孖肌、下孖肌及闭孔内肌。嘱患者膝关节屈曲90°，摆动小腿以使大腿外旋，可动态观察梨状肌的活动度。

（2）大腿后区

探头可横切置于大腿后部，坐骨神经显示为大收肌与股二头肌之间典型的"筛网"状结构，探头旋转90°可显示其长轴切面，连续动态扫查至腘窝上角分别为胫神经和腓总神经（图7-22）。

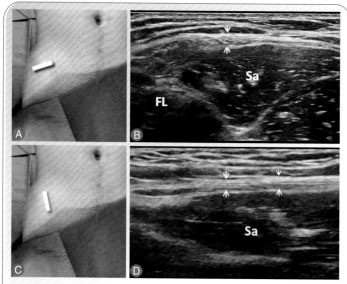

A、C.探头摆放位置和检查姿势；B、D.超声图像。FL：阔筋膜张肌；Sa：缝匠肌；短箭头：股外侧皮神经

图7-20 股外侧皮神经短轴及长轴

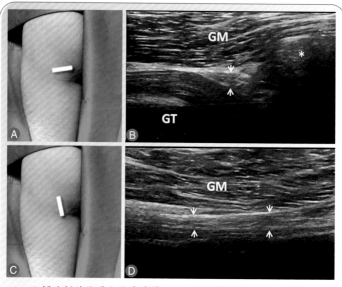

A、C.探头摆放位置和检查姿势；B、D.超声图像。GM：臀大肌；GT：大转子；短箭头：坐骨神经；*坐骨结节

图7-21 坐骨神经臀部短轴及长轴

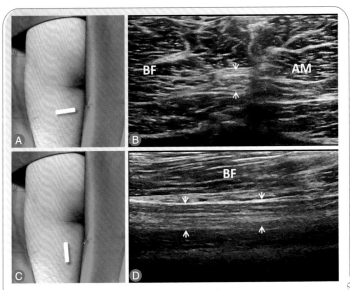

A、C.探头摆放位置和检查姿势；B、D.超声图像。BF：股二头肌；
AM：大收肌；短箭头：坐骨神经

图7-22　坐骨神经大腿水平短轴及长轴

9.胫神经扫查方法和正常声像图

胫神经扫查时，根据其走行，将其分为腘窝区、小腿后区、内踝区。

（1）腘窝区

于腘窝横切面显示腘动脉的短轴，胫神经为其旁"筛网"状的回声结构，探头旋转90°可显示其长轴切面（图7-23）。平移探头连续动态扫查，胫神经在腘窝上角由坐骨神经分出，沿中线下行，至腘肌下缘穿比目鱼肌，进入小腿后区。

（2）小腿后区

在小腿段，探头横置首先识别胫后动脉，胫神经与之伴行，呈圆形或椭圆形低回声结构，探头旋转90°可显示其长轴切面（图7-24）。

（3）内踝区

内踝区胫神经与胫后动、静脉伴行，位于内踝和跟骨内侧壁之间的间隙内、屈肌支持带的深面，此处即为踝管。探头横置于此，横切面首先识别胫后动、静脉，胫神经在其深面，略靠后，呈"筛网"状椭圆形结构，探头旋转90°可显示其长轴切面（图7-25）。

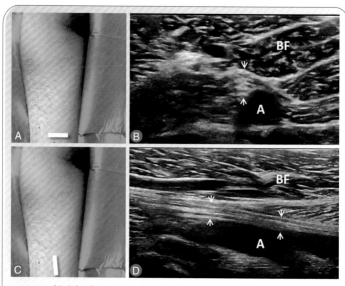

A、C.探头摆放位置和检查姿势；B、D.超声图像。A：腘动脉；
BF：股二头肌；短箭头：胫神经

图7-23　胫神经腘窝水平短轴及长轴

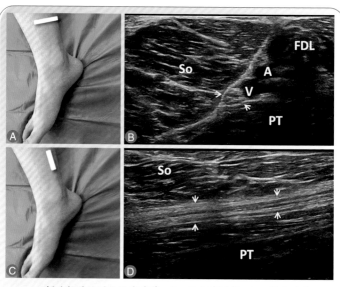

A、C.探头摆放位置和检查姿势；B、D.超声图像。A：胫后动脉；
V：胫后静脉；So：比目鱼肌；PT：胫骨后肌；FDL：趾长屈肌；
短箭头：胫神经

图7-24　胫神经小腿后水平短轴及长轴

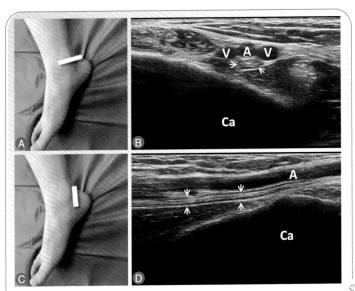

A、C.探头摆放位置和检查姿势；B、D.超声图像。A：胫后动脉；
V：胫后静脉；Ca：跟骨；短箭头：胫神经

图7-25 胫神经内踝水平短轴及长轴

10.腓神经扫查方法和正常声像图

坐骨神经的另一终末支腓总神经，分成腓浅神经、腓深神经，需依次扫查。

（1）腓总神经

超声扫查腓总神经可在腓骨小头处连续动态追踪，以显示腓骨小头旁的腓总神经，呈典型的"筛网"状结构，探头旋转90°可显示其长轴切面（图7-26）。向近端移动探头，在腘窝处位于股二头肌旁，寻找与胫神经汇合后的坐骨神经，以准确地识别。

（2）腓深神经

腓深神经与胫前血管伴行，于胫前或足背处，横切面显示胫前动脉或足背动脉的短轴，血管旁的"筛网"状结构即为腓深神经，探头旋转90°可显示其长轴切面（图7-27）。向近端连续动态追踪扫查，可见胫神经走行于胫骨前肌和趾长伸肌、姆长伸肌之间。

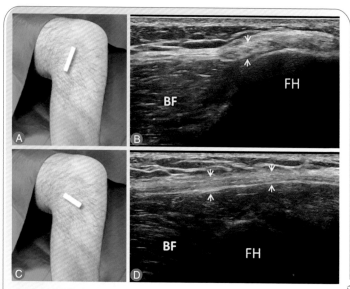

A、C.探头摆放位置和检查姿势；B、D.超声图像。BF：股二头肌；
FH：腓骨小头；短箭头：腓总神经

图7-26　腓总神经短轴及长轴

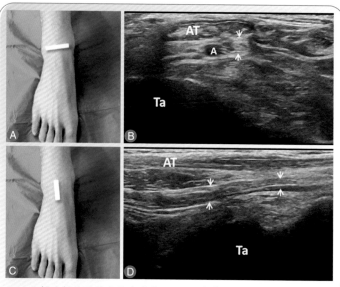

A、C.探头摆放位置和检查姿势；B、D.超声图像。A：胫前动脉；
AT：胫前肌肌腱；Ta：距骨；短箭头：腓深神经

图7-27　腓深神经短轴及长轴

（3）腓浅神经

腓浅神经在小腿中下1/3交界处外侧穿筋膜浅出为皮支。探头横置于此，连续动态追踪扫查，可见趾长伸肌、腓骨短肌之间的浅层间隙内呈"筛网"状结构的腓浅神经，探头旋转90°可显示其长轴切面（图7-28）。

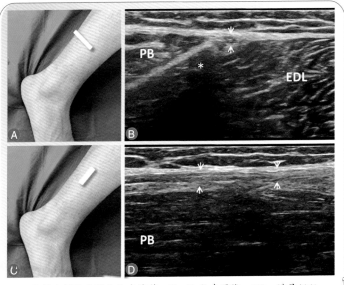

A、C.探头摆放位置和检查姿势；B、D.超声图像。PB：腓骨短肌；EDL：趾长伸肌；短箭头：腓浅神经；*：腓骨

图7-28 腓浅神经短轴及长轴